「いま・ここ」習慣
この瞬間をいかに生きるか

やめたくてもやめられない習慣を手放すマインドフルネス

ヒュー・G・バーン 著
渡辺弥生 監訳
渡邊朋子／石黒順子／柏原美枝 訳

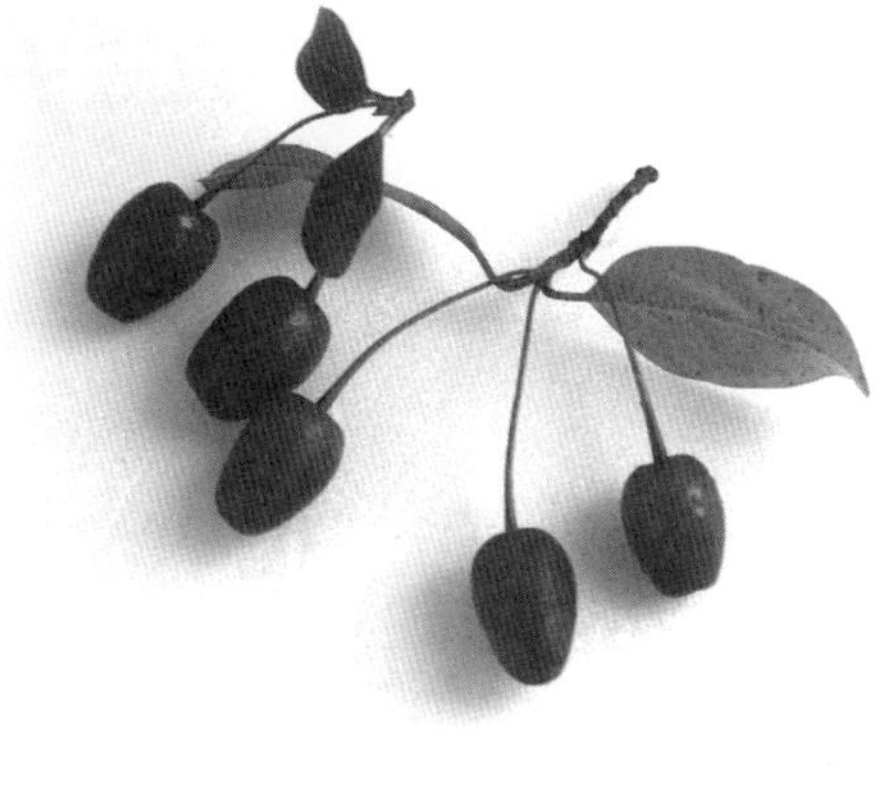

福村出版

刊行によせて

「今日をいかに生きるか、それは人生をいかに生きるかということである」という言葉を初めて聞いたのは、私が学生の頃のことで、ちょうど最終試験の真っ只中でした。その途端、私は自分が徹夜で勉強して疲れ果てていること、一週間ランニングをしていないこと、さらにたった今アイスクリームをどか食いしたことへの批判的な考えにとらわれてしまいました。このような習慣が自分の人生を反映しているのだと気づいて、動揺してしまったのです。それでも、時間をかけるうちに、最初は不快で耐えがたいと思ったことも自信を与えてくれるものへと変わっていきました。その変化は、今日、まさにこの瞬間にも、注意を深め、癒《い》やしや解放の助けとなる習慣を育むことができるのだと気づかせてくれるに至りました。

　私たちの習慣——考え方、話し方、感じ方、ふるまい方——は、生活の満足度に直接影響します。さらに広げると、人生で体験することはすべて、習慣によってパターン化されているとも言えます。わが子が何かを伝えようとしているときに耳を貸すことができるか、年を重ねるにつれ十分に心身を労われるか、いずれも習慣によって決まるのです。自らの行ないにあらんかぎりの知力を注ぐか、今この瞬間の美しさや神秘を楽しめるか、これを決めるのも習慣です。自分に誠実な人生を送りたいのであれば、自分にとって最も大切なことを心に留めて生まれもった創造性と愛情を示しつつ、今ある習慣を正直に分析しなくてはなりません。

習慣とは、河床を作り出す流れのようなもので、安定した水流があれば、水路は深さを増していきます。なおかつ、流れの向きが変えられると、川は新たな向きに流れることができます。神経可塑性がこれを可能にするのです。つまり、脳内の経路――これには生活の満足度に影響する習慣という「河床」も含まれます――は、注意の向け方次第で変えることができるのです。注意がどこに向くのか、エネルギーがどこに流れるのか。注意深く意識を向けることは、その流れを、自分のもつ最大の可能性に気づきやすくなるような方向に導くうえで不可欠なのです。

仏教の教えも、現代の心理学も、神経科学の最近の研究成果も、すべて一つのシンプルな原理に収束しています。考え方、感じ方、話し方、ふるまい方などの習慣に心のこもった配慮を向ければ、最もつらく窮屈なパターンさえも変えることができるのです。変化を起こすためには、強い関心をもち、評価を加えない態度で、優しい労わりの気持ちをもって、習慣を見つめる必要があります。

進化論的な観点からすると、マインドフルネスの能力は、最近発達したものです。それは、感情移入、憐み、その他の高等思考能力と連動して、人間（ヒト）の脳の前頭葉の発達に伴って発現しました。マインドフルネスがなければ、習慣は、対象への魅力（欲求）や嫌悪（恐れ）という原始的なエネルギーによって完全に動かされてしまうでしょう。マインドフルネスは意識を発達させて、自分の可能性を発揮するのを妨げてしまう習慣への認識をもたらし、今後の人生経験に影響を与えます。マインドフルネスにより、無意識下での行動や、反射的な行動の背後に潜む誘発要因を明らかにし、そうした行動がいかに生活や周囲の人に影響しているかに気づかせることができます。さらには、心の奥底にある根源的な意思の実現に近づくような習慣を育むことができるのです。

習慣を変えるための方法に関しては、すでに多くの良書があり、瞑想法に関する文献も増えています。皆さんが手にしている本書では、次の二つの領域の動的かつ本質的な相互作用、すなわち、マインドフルネスの習慣への活用を取り上げています。著者であるヒュー・バーン氏は、私にとってよき友人であり、深く尊敬する同僚でもあります。彼は何千人もの受講者たちをポジティブにさせて長期的な変化をもたらしており、この分野を学ぶには理想的な指導者で、明確で分かりやすく、三〇年に及ぶ瞑想の実践と一五年以上のマインドフルネスの指導を生かして、習慣に関する最近の科学的な研究成果への理解を助け、習慣を変えるための最先端の戦略を紹介しています。本書を通じて、常習的な行動、人見知り、厳しい自己評価、問題の先延ばし、その他の自己破壊的行動形態への対応法が学べるでしょう。

最も重要なのは、自分で自分の内面生活を気づかう存在になれば、極めて困難な習慣でさえ変容すると見出すことです。ヒューは、マインドフルネスを実践することで、無益な習慣を引き起こす満たされない欲求に対してどのように賢く健全に向かい合えばいいのか指摘しています。このことにより、生活のあらゆる局面に、より強い存在感、喜び、そして安心感をもたらすような新たな習慣を育む素地が作られるでしょう。

学生時代に私の気を引いた言葉を覚えているでしょうか。今、少しばかり変えた新しいバージョンを考えました。「この瞬間をいかに生きるか、それは人生をいかに生きるかということである」。本書の実践法を活用すれば、この瞬間は可能性に満ちたものとなります。この瞬間に、非生産的で窮屈な習慣に思いやりのある注意を払うという選択ができますし、この瞬間に、自分の愛情と英知のすべてをより深く示すこともできるのです。本書が示すこの旅に理想的な地図が、読者の皆さんにとって、人生の意義や自由を見つける一助となりますように。

タラ・ブラック博士

『Radical Acceptance』（邦訳『ラディカル・アクセプタンス――ネガティブな感情から抜け出す「受け入れる技術」で人生が変わる』）『True Refuge（本当の隠れ家）』（邦訳なし）の著者

はじめに

いちばん学びたいことは、教えるのがいちばんだと言われています。このことを私は、習慣がいかに形作られるのか、なぜ変えるのが非常に難しいのかを研究することで、さらには、私自身が不健康な習慣を変える際にマインドフルネスが果たす役割を探求することで、経験してきました。

私は、二五年以上にわたりマインドフルネスを実践してきました。そして、そこから得られたメリットは計りしれません。マインドフルネスのおかげで、日々の生活に、安らぎや寛容な気持ち、安心感がもたらされ、その一方でストレスや苦しみは軽減されました。しかしながら最近まで、私は苦しみの元となっていた自分のある習慣にずっと気づかずにいました（このようなことは、習慣にはよくありがちです。習慣とは、「気づかれないうちに」作動するものだからです）。習慣と、習慣がもつ力についてひたすら研究を深め、つまり、自分の内面に意識というスポットライトを当てたときのことです。私にはある特有の思考や行動パターンがあり、それがストレスや疎外感の元になっているのだと気づきました。たとえば、買い物中や電話口、交通事情などで待たされるとき、この状況をどうにか変えなければという考えが浮かんでしまい、緊張やこわばりを感じ、何かにとらわれているような不快な気分になることが頻繁にあることに気づいたのです。そのようなときには、待ちきれずに何らかの行動をとってしまうのです。

仕事や果たすべき何かがあっても、難しそうだったり課題が多そうだったりすると後回しにし、本当に緊急事態になってようやく取りかかるという習慣にも気づきました。ぐずの常習犯というわけではないのですが、真っ先にやらなければならないことに軽い緊張感やためらいを感じるのです。

私が気づいたもう一つの個人的な習慣は、集中力を欠く傾向があることでした。意識して自分の気持ちをその瞬間に向けなければ、そのとき最も目を引くもの、聞きとりやすいもの、輝いているもの、わくわくするものに、いとも簡単に意識が向いてしまうのに気づいたのです（私のパートナーのレベッカは、私がこれを治すのはなかなか難しいだろうとよく思うそうです。たとえば、私は、彼女と一緒に料理をしているときでも、ｉＰａｄに新しいメッセージが届くとそれに意識が向いてしまいます）。

克服するのがおそらく最も難しかった私の個人的な習慣は、生活の負担や重圧が集中すると不安にさいなまれ、どのようにこれらすべてをこなしたらいいものだろうかと心配になることでした。このために、ときおり、やるべきことが多すぎるとか、時間が足りないと常に考えてしまうつらい時期がありました。

私は、このような習慣にマインドフルネスを取り込むこと――さらには喫煙や過食のような以前の不健康な習慣をどのように手放すことができたか振り返ること――で、意識が、ある力をもたらすことに気づきました。

私のあらゆる不健康な習慣は過去のこと、すべて終わったこと、などと言うつもりはありません。とはいえ、マインドフルネスこそがより健康的な習慣を獲得し、より自由で安心感のある生活を送ることにつながる道なのだということを――自分自身の経験や、大勢の受講者たちとの活動を通じて――すでに学んではいます。

ほとんどの人々に、不健康な習慣や、本当の意味で自分のためにならないし、自分の要求に応えているわけでもない習慣が、すでについていたり、これからついたりするかもしれません。私たちは皆、なかなか変えられない思考や行動のパターンに立ち向かっているのです。でも、隅々まで意識を配ることが、不健康なパターンを捨て去り、新たなより健康的な習慣を獲得する助けとなります。過食、喫煙、ネガティブな思考、働きすぎること、ソーシャルメディアやテレビに気をとられて集中力を欠くこと、酒や薬物などを摂りすぎることなど、いずれにあてはまるにせよ、本書のマインドフルネスの実践法は、あなたをこれらのパターンから解放し、心を癒《い》やしてくれます。

マインドフルネスは、手っ取り早い解決策とは言えません。習慣のことを、今すぐ変えられるとか、簡単に変えられると言う人がいたら、その人は大ぼら吹きです。健康であろうと不健康であろうと、習慣というものは、時間をかけて作り上げられ、変えるのにも時間と努力を要するのです。

マインドフルネスは実践、つまり心のトレーニングです。努力と強い意思を要して、長い時間をかけて育まれるものです。しかし、お察しのとおり、マインドフルネス——今この瞬間に体験していることを意識して気づこうとすること——は、無意識のうちに自動的にやってしまう不健康な習慣に対して自然と解毒剤になります。マインドフルネスを実践すれば新たな道が開かれ、より健康的で有益な選択ができるようになります。そして、本来の興味や満足な生活と方向性とが一致するように、ふるまい方や生き方を一度決めてしまえば、より自由に生きられるのです

現時点で、皆さんはたぶん、不健康な習慣や役に立たない習慣は、自分自身の本質的真理をある程度反映していると思っていることでしょう。好ましくない習慣について考えると、自分には何かおかしなところがあるとか、自分には欠けているところがあるとか、あるいは、自分は悪人だとさえ思うかもしれません。ひょっとすると、すでに習慣を変えようとしたけれど、自分は弱いとか、無能とか、失敗者だと決めつけてしまっているかもしれません。しかし、好ましくない習慣というのは、性格上の欠陥ではなく、自然の成り行きの結果なのです。たとえば、快適にしたいとか、安全・安心に過ごしたいという自分の要求を満たそうとして生じるのです。

ある要求を満たそうとしてとった行動が一時的に大きな効果をもたらすと、たとえ長期的には難点があっても、その行動を繰り返してしまうものです。なぜならば、心というものは、今このときにどう感じているかに主に関

ります。

心をもつからです。そういう意味では、タバコに火をつけるとか、テレビの前のカウチソファでリラックスするといったすぐに手に入る快適さは、喫煙や運動不足による健康への悪影響よりも、人を引きつける力があります。

一定の状況で定期的に繰り返されると、その行動は自動的で無意識なものになり、そして、変えるのは困難になります。

不健康な習慣を、道に迷うことにたとえて考えてみましょう。あなたは自分が行きたい場所に通じていない道に立っています。あなたがやるべきことは、家に帰り着く道を探すことです。つまり、思考や行動の方向性を、自分の意思や一番願っていることと一致させるということです。マインドフルネスは、家にたどり着ける確実で信頼できる道を示してくれます。配慮、思いやり、そして受容などの隅々にまで心を配るスキルは、不健康な習慣を自由と心の安らぎを具現化する生き方へと変容する手助けとなります。

本書は二つのパートに分けられます。第一部（第一章と第二章）では、いかに習慣が形成され、なぜ変えにくいのかを分析します。マインドフルネスが、無意識で自動的になっていたことを意識という光にさらすことによって、習慣を変えるための唯一のロードマップをどのように提供できるのか理解できるでしょう。習慣の主な四つのタイプについて、概要を述べましょう。欲望の習慣——食べ物、酒、セックスやその他の欲求の対象となるものを渇望し、求めること。集中力欠如の習慣——その瞬間に体験していることを離れて、ソーシャルメディアやテレビのようなもっと魅力的でわくわくすることに取りかかること。抵抗の習慣——気に障るとか、手強いとかと思ったことから遠ざかろうとすること。そして、行動の習慣——ストレスを感じること、常にどこか別の場所に向かっているように思うこと、現在とつながっていないように思うこと。

脳の働きや習慣がどのように形成されるかについて理解することは、最初の一歩にすぎません。根づいてしまった行動パターンを変えるには、人生に肯定的に影響する習慣を育むよう努力しつつ、役に立たない思考や行動のパターンを捨て去るように意識的に精神を鍛える必要があるでしょう。それを達成するために、第三章から

第九章では、マインドフルネスの実践法とガイド付きの瞑想法を紹介しています。これらを活用すれば、不健康な習慣を手放し、有益な習慣を育み、幸福な気持ちになり、多くの安心感を得て生活することに役立つでしょう（これらの実践法の音声トラックは、ニュー・ハービンジャー・パブリケイションズのホームページからダウンロードできます。http://www.newharbinger.com/32370）。こうした実践法や瞑想法については、二〇〇〇年以上にわたって「実地テスト」が行なわれており、幸福や生活の満足度を支える力があることが分かっています。さらに、近年の神経科学分野では、マインドフルネスは脳にポジティブな変化をもたらし、精神面や感情面での健康の改善をサポートするということが、マインドフルネスの実践者の間では古くから知られていたことを追認しています。

第一〇章では、コミュニケーション面での不健康な習慣が、いかに対人関係での問題を引き起こすかを分析します。そしてマインドフルネスをコミュニケーションに応用するための実践法をいくつか見ていきます。続いて、無意識のうちに社会のあるグループのメンバーとして取り入れてしまっているかもしれない有害な集団的習慣や信念を変える方法について考えます。最後には、瞑想を定期的に実践し、マインドフルネスを日常生活に取り入れるためのヒントをいくつか挙げて、本書を終わらせたいと思っています。

言葉の用法について――本書では、「悪い習慣」という言葉を用いていません。考えや行動のパターンを「悪い」と分類すると、その見方で固まりがちで、逃れるべきものだとか、追い払うべきものだとかという意味を含んでしまうからです。

もたらす結果に基づいて、習慣を分類するほうが役に立ちます。喫煙やアルコール依存、薬物依存などのように、習慣そのものが害を及ぼすのであれば、「悪い」より適切な言葉は「有害な」となります。習慣にネガティブな健康上の影響がある――多くはストレスや不安感があてはまりますが――のであれば、「悪い」より適切な言葉は「不健康」となります。考え方やふるまい方の習慣が、必ずしも有害なものや不健康なものでないとしても、自分の目標ややりたいことに資さないのであれば、「悪い」より適切な言葉は「役に立たない」または「好ましくない」となります。

マインドフルネスを取り入れると、何であれ体験していること――思考、感情、衝動、強い欲求、感覚――に思いやりと好奇心ある態度で注意を向けるよう促されます。そしてこれらの現象が本質的には「良い」ものでも「悪い」ものでもなく、むしろ誰にでも起こることで一時的なものであることが分かるようになります。つらく困難な体験の真っ只中でも自由を見つけるカギは、そのような体験に寛容で思いやりある気持ちで接することにあります。「不健康」「有害な」「役に立たない」あるいは「好ましくない」という理由から変えたい習慣があるのならば、それを書き出してみると、自分の体験していることに思いやりある態度で判断を加えずに接するのに役立つでしょう。

本書を通じて、これらのスキルや実践法を考察し、自身で確かめてください。

もくじ

刊行によせて　iii
はじめに　vi

第一部　基本を学ぶ

第一章　習慣を理解する　2
第二章　マインドフルネスの基本　21

第二部　知恵を実践に活かす

第三章　意思の力――最も大切なことは何か　48
第四章　「ゲスト」を歓迎する　62
第五章　マインドフルネスな姿勢を養う　74

第六章　注意がもたらす力を活かす　92
第七章　習慣的な思考や思いこみから自分を引き離す　114
第八章　感情、衝動、渇望の波に乗る　129
第九章　良いものを取り入れる――満足感や幸福を支える感情を育む　140
第一〇章　人間関係とそれを取りまく社会で害をなす習慣を打破する　157
結論　マインドフルネスを当然の習慣にする　169

謝辞　174
監訳者あとがき　176
文献　183

第一部
基本を学ぶ

第一章　習慣を理解する

繰り返しているうちに、そういう自分になってしまう。
——Sean Covey, The 7 Habits Of Highly Effective Teens

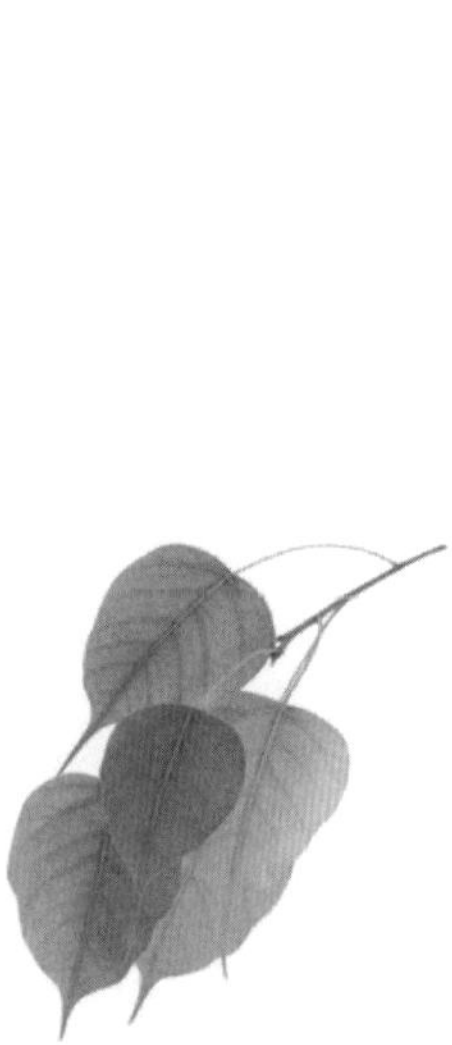

皆さんは、自分のことを合理的な存在だと考え、自ら選び、計画し、意図することによって自分の人生のかじをとってきたと思っていることでしょう。甘いものを食べよう、メールをチェックしよう、この経路で職場に行こうといった選択をするとき、そうするのは意識的に選んだから——少なくともそう思っているはずです。

驚くかもしれませんが、行動の半分近くは、以前似たような状況のときにそうしたから、という理由で決められているのです。あらゆる行動の三分の一から半分は、毎日、同じ場所で繰り返されているという研究があります（Wood, Quinn, and Kashy 2002, 1286）。つまり、これが習慣なのです。

習慣がどのように獲得されるのか、なぜ変えるのが難しくなりうるのか、変えるためにどうすればよいのか理解することは、より大きな自由と安らぎを得るための重要な一歩です。習慣を理解すればするほど、習慣を意識という光にさらせばさらすほど、自分の行動を自分の根源的な価値観と一致させる力が高まります。この能力は、自由とパワーの源泉となりえるものです。

習慣とは何か?

習慣は、時間をかけて繰り返されることを通して育まれた行動です。しょっちゅう行なってきたため、今では自動的に行なってしまう行動のことです。哲学者ウィリアム・ジェームズは一二五年前に次のように述べています。

頻繁に繰り返された一連の心の働きは、永続しやすい。そのため、意識的に目的をもったり、結果を予測したりしなくても、かつて同じような状況下において考え、感じ、行動するようになったとおりに自動的に考え、感じ、行動したくなる。(James 1890, 112)

現代科学は、このジェームズによる習慣に関する評価が正しいことを立証しています。つまり、ある一定の状況で、長い時間をかけて、一つの行動を繰り返すことが、意識的な意図よりもむしろ状況的なきっかけ(時刻、場所、気持ち、その他もろもろ)によって行動が選択されることにつながるのです。このことから分かるのは、行動が、より反射作用のようになるということです。その反射作用は、どこにいるか、今何時か、誰と一緒にいるのか、どのように感じているか、どのように考えているかによって引き起こされます。言い換えれば、状況が適していると思ったらすぐにその行動を自動的に実行するのです。この時点で、もはや行動は、意思やそもそもの目的と直接結びついていません。行動の理由がまったく、もしくは漠然としか分からない、もしかすると、自分が何をしているのかさえ気づいていないかもしれません。自動操縦されているようなものです。

しかし、習慣は決して異常な行動ではなく、私たちが進化の過程で獲得してしまった瑕疵《かし》でもありません。ベストセラー『習慣の力（The Power of Habit: Why We Do What We Do in Life and Business）』の著者であるチャールズ・デュヒッグは、習慣を、エネルギーを蓄え、頻繁に頭を静めるための方法と説明し、その進化上の恩恵についてこう述べています。

> 効率的に働けば、脳は小さくてすむ。そして頭が小さくなって、出産が楽になる。その結果、乳児や母親の死亡が減る。また、歩く、食べ物を選ぶといった基本的な行動について、常に考えていなくても平気になる。そのための脳のエネルギーを、槍、灌漑システム、さらには飛行機やビデオゲームの発明に注ぐことができるのだ。（Duhigg 2012, 51）

人類というものは、習慣の生き物です。このことは、決して悪いことではありません。習慣は本質的には良くも悪くもないのです。習慣は、たいていの場合、目的を達成するために行なわれる行動として始まります。たとえば、通勤電車に乗るために駅まで運転する、虫歯を予防し歯を健康に保つために歯みがきやデンタルフロスをする、寂しさや退屈を紛らわせるためにボウル一杯のアイスクリームを食べる、といったことです。

習慣は、効率化を促すために獲得されます。考えてもみてください。もし毎日の活動の中で熟考と意思決定ばかりを迫られていたら、私たちの生活はどんなに複雑でストレスの多いものになるでしょうか。たとえば、ハンドルを握るたびに交通法規を学び直さなければならないとしたら、自動車の運転はより複雑で難度の高い活動となってしまうでしょう。

そうはいっても、習慣が長期にわたる目標や要望、そして価値観を遂行するうえでの妨げとなることもあります。心地よいけれどもためにならなかったり、根源的な欲求を反映しなかったりする習慣も、簡単に身についてしまいます。習慣によって、自身の人生から遠のいてしまったり、愛する人や世の中とより深くつながることを妨げられたりするかもしれません。習慣は、ときに、有害で不健康なものであり、それが致命的なものになることさえあるのです。

不健康な習慣への代償

誰でも知っている、不健康な習慣には次のようなものがあります。

●気持ちよくなるため、あるいは不快感（たとえば、不安、孤独、不安定感）を避けるための食事、暴飲、ドラッグやタバコの使用、セックス、買い物、働きすぎ、ギャンブル。

●メールをチェックしたり、インターネットを閲覧したり、テレビを見たりするのを抑えられないこと、あるいは、頻繁にしてしまうこと。これは時間とエネルギーの無駄遣いであり、本来の生活や家族、今この瞬間をおろそかにさせるものである。思考や言葉、行動で怒りをあらわにして、自分自身や他人を苦しめること（たとえば、店員に対して、あるいは電話しながらイライラすること、乱暴な運転をすること、怒りを込めたメールを送ること、家族・友人・同僚にいらだったり腹を立てたりすること、自分や他人を否定的に評価すること）。

●永遠に、動き回って、何かの途中であるような気がして、やることリストにチェックしている気がすること。
●将来を憂えたり、ネガティブなあるいは恐ろしいシナリオを描いたりすること。
●過去について非常に長い時間にわたり思いを巡らせて、自分の行動を振り返ったり、もっと違うようにできたのではないかと考えたり、他人にされたことを思い出したりすること。
●先送りする（終わらせるべき仕事やプロジェクトをどうにかして先延ばしにする方法を見つけようとする）こと。

これらの不健康な習慣は自分自身を苦しませ、かつ他人にも危害を与えかねません。少なくとも、その人の要望や長期的な目標、心からやりたいことを実現させるのに役立たないのは確かです。想像してみれば分かるように、常にインターネットに向かっていては、愛する人と一緒に過ごせません。同様に、無意識のうちに間食をしてしまった後は、自己嫌悪に陥り、我を失ったような気持ちになるでしょう。大量消費社会は、自分にとって何が最適なのかという感覚を見失わせます。緊張したり、心配なときに、爪を噛んだり、ハミングしたり、指をならしたりするといった、気分を紛らわすための習慣さえも、今この瞬間に集中する――その瞬間におけるつかの間の喜びや悲しみを体験する――ことを邪魔しているのです。

《ロイのストーリー》

私の学生であるロイは、タバコ、酒、薬物をやめました。しかし、その後もロイは長期にわたって、ヘロイン依存症にもたとえられるほどの（Avena, Rada, and Hoebel 2008）、甘味依存に苦しんでいます。特に就寝一時間前から二時間前には、甘いものがどうしても我慢できません。ほとんど毎晩、ロイは大きなボウル一杯のアイスクリームや皿いっぱいのクッキーを食べ続け、糖尿病になってもなお、やめられないのです。そして結局は、心身ともに具合が悪くなってしまいます。

ロイのような欲求は、多くの人に知られています。マイケル・モスは影響力のある著書『フードトラップ 食品に仕掛けられた至福の罠（Salt Sugar Fat: How the Food Giants Hooked Us）』の中で次のように指摘しています。「口内には約1万個の味蕾があり、その一つ一つに甘さを感じる特別な受容体があって、それらはすべて何らかの形で脳内の快楽領域につながっている。我々は、体にエネルギーを供給すると快楽という報酬が得られるわけだ」（Moss 2014, 3-4）（ロイがいかにこの甘味依存を克服したかは、第六章で後述します）

不健康な習慣は、すでに指摘したような問題点だけでなく、多大な社会的損失をもたらしていることが、生活習慣に起因する依存症に関する統計に表れています。

●喫煙は、アメリカにおける予防可能な死因の第一位となっている。世界的にも、喫煙による死亡者のうち一年に五〇〇万人が予防可能であったとされ、死因全体の約一〇パーセントを占める。（Brewer et al. 2011）

●飲酒、違法ドラッグ、および肥満はアメリカにおける予防可能な死因の二一パーセントを占める。（Adams et al. 2014; Bowen and Marlatt 2009）

●薬物乱用や薬物依存による損害額は、年間六〇〇〇億ドル以上にのぼる（生産性の低下、健康関連費用、犯罪関連費用を含む）。その内訳は、違法ドラッグ関連一九三〇億ドル、飲酒関連二三五〇億ドル、喫煙関連一九三〇億ドル、である。「この数字自体、非常に大きなものであるが、薬物乱用や薬物依存が損なっている公衆衛生や安全はこれだけに留まらない。家庭崩壊、失業、中途退学、ドメスティック・バイオレンス、児童虐待など、その影響は広範なものである」（NIH[1] 2012）

●アメリカでは、肥満比率（肥満の主要因は不健康な食習慣と運動不足）がこの五〇年間に一三パーセントから三四パーセントにまで上昇した。そして、肥満による医療費だけで、一九〇〇億ドルにのぼる。（Begley 2012）

●一九歳から三九歳の人のうち、四〇パーセント以上の人が運転しながらメールを打つとし、頻繁にそうするという人だけでも一〇パーセントにのぼる。二〇一一年の自動車事故での死亡者数のうち三三三一人が、同じく負傷者数のうち三八万七〇〇〇人が、スマートフォンなどの機器に気をとられたことに起因するものであった。（Neyfakh 2013; Halsey 2013）

個人個人の生活において不健康で不必要な習慣は、身体的、心理的、感情的、精神的に大きな苦しみをもたらしえます。自分の価値観や意思や根源的欲求にそぐわない行ないをすることは苦痛です。習慣を変えることに失敗すると――しばしば習慣の手強さや、最も効果的に変える方法を知らないために起こるのですが――挫折感、罪悪感、失望感、敗北感に陥り、不健康な行動を続けることが助長されます。

確立した習慣を変えることの難しさ

正直に自分の生活を振り返ってみると、ほとんどの人には直したい習慣や行動様式があるものです。こんなことでは自分の最良な面を反映していないと知りつつも、ある行動を繰り返してしまっていることに気づいたことはないでしょうか。また、「どうして、私はこんなことをし続けているのだろう?」と思ったことがないでしょうか。ひょっとしたらそのような習慣をやめようと計画したり、決心したものの、うまくいかずに、また同じことをやってしまったりしたことがあるかもしれません。そして、結局、自分にがっかりして終わってしまうのです。

誰でも知っている変えにくい習慣には次のようなものがあります。

●過食や頻食——空腹でなくても、感情を和らげたり、心地よいと感じたりするための飲食。
●時間やエネルギーの無駄と知りつつも、ソーシャルメディアやメールのチェックに長時間費やすこと。
●深刻な健康被害につながるにもかかわらず、タバコを吸うこと。
●仕事以外には目もくれず、長時間働くこと。

●自分や他人に対して否定的もしくは批判的な考えにとらわれること。

不健康な習慣や有害な習慣が身についているからといって、それは、その人に欠陥があるとか、落伍者であるとかということを意味しているわけではありません。単に、本来の関心領域や意思を見失ったということです。おそらく、つまらない不快なことを一瞬でも忘れることを、本来の幸せで健康的な暮らしよりも優先させてしまったのでしょう。

ある行動を不健康で好ましくないものとひとたび認め、変えようと決心したとしましょう。そのとき、自分の行ないや習慣が意思や目標と一致したものとなるように行動を変えないといけないと直感的に思うかもしれません。しかし行動を変えるのは、そんなに簡単なことではないのです。私たちの脳には、二つの異なる行動システムがあるからです。

ノーベル賞を受賞した心理学者のダニエル・カーネマンによると、認知機能には二つのモードがあるのだと言います。つまり、判断や意思決定が自動的に素早く行なわれる「直感モード」（これを「システム1」という）[2]と、熟考を促し時間のかかる「統制モード」（これを「システム2」という）です。

> システム1の働きは、感情によって働くことが多い。習慣に起因するものでもあり、それゆえコントロールしたり修正したりするのは難しい。一方、システム2の働きは、より意識的に監視され、意思の力でコントロールされやすい。後者は、相対的に適応性が高い。(Kahneman 2003, 698)

将来のより大きな成果のために目先の欲求を辛抱する子どもの能力の研究[3]（たとえば目の前のマシュマロを食べるのを我慢すれば、後でより多くのマシュマロが手に入るという実験）で知られるウォルター・ミシェルは、これらの二つの脳のシステムを「ホットな情動システム」「クールな認知システム」と呼んでいます（Mischel 2014）。

さらに重要なことに、この二つのシステムはいつもうまく連携しているわけではありません。ホットな情動システムはより迅速に反応し、そのメッセージは、クールな認知システムのメッセージよりも強制的です。したがって、自身の意思や計画（クールな認知システムの作用）が、身についた習慣（ホットな情動システムの作用）と葛藤したとき、習慣が優先される傾向があります。

献血やシートベルトの使用、旅の仕方、ファストフードの利用などに関する研究では、「習慣の力が強まるほど、次にとる行動に与える意思の力の影響は少なくなる」（Nilsen et al. 2012）と指摘されています。また、ある研究は、「習慣は基本的に視野を狭くする。このため、意識的に認知しながら、十分に考えて行動を変えようと介入しても、その効果を減少させる」（Nilsen et al. 2012, 2）としています。

習慣を変えようという意思があるのに変えられないというのであれば、習慣を繰り返し続けるしかないのでしょうか。習慣とは運命なのでしょうか。当然のことながら、そうではありません。たいていの人は好ましくない行動を改めたことがあるし、おそらく皆さんの周りにも、定着してしまったひどくつらい習慣を苦労して変えた人がいるでしょう。自分の意思や目標に合った習慣を意識的に獲得することができるのです。健康的な習慣を身につけたいのであれば、自分の望む行動を、自動的にできるようになるまで、一定の状況下で何度も繰り返さなければなりません。最近の研究によると、六六日あれば、新しい習慣が身につけられると言います（Gardner 2012）。不健康、不必要な習慣を手放したければ、自動的にしてしまう行動を中止し、打ち切る方法を見つけなければなりません。

複数の論文が、どのような状況やプロセスが好ましくない習慣を断ち切り、より生産的で有益な習慣を獲得するのに役立つかを示しています。

●環境の変化は、習慣を改めさせ、より意識的で計画的な行動をとらせる契機となりえる。たとえば、環境の変化（休暇をとる、新居に引っ越しをする、大学を転校するなど）があると、習慣的な行動を引き起こす「きっかけ」がなくなったり、引き起こしにくくなったりするかもしれない。その結果、意思にかなった新しい行動を身につけられる可能性が高まる。（Nilsen et al. 2012）

●習慣的な行動を引き起こす「きっかけ」を避けるような手段を講じることも、習慣を変えるのに役立ちえる。たとえば、回復期のアルコール依存症患者は、しばしば訪れた酒場や古い飲み友達を避けることを選んだり、健康的な食生活をしようとしている人はドーナツ店やファストフード店を避けるために異なる道順で歩いたり、自動車を運転したりするだろう。（Quinn et al. 2010）

●しっかりと身についてしまった習慣に逆らい、自分の意思に従って行動するためには、その意思が強く明確でなければならない。ある習慣と意思に関する有力な論文によると、意思と強い習慣が対立するような場合には、定着してしまった習慣を打破するのに十分な強い意欲と、十分な実行力が備わっているときにのみ、その意思が行動を決めるのだという。（Ouellette and Wood 1998, 7）

●有害な習慣を変え、行動と価値観、目標との方向性を確実に一致させるのに、最も効果的な方法の一つとして、「実行意思」、すなわち、特定のことをきっかけにして、ある行動をとるとあらかじめ決めておくことが有効である。たとえば、「六時のニュースが終わったら、テレビを消して、運動靴を履き、三〇分間ランニングに出かける」と具体的に決めておくことなどである。（Gollwitzer and Schaal 1998）

●どんな困難に直面しそうかを予想し、それへの対応策を考えておくと、習慣を変えられる可能性は格段に高まる。たとえば、減量しようと思っている人が、社交的な場で高カロリーの食べ物を出されたらどのように対応するかなどを想像してみるといいだろう。(Quinn et al. 2010)

●すでに積極的に習慣を変えようとしていなければ、習慣を変えられる確率は低くなる。研究によると、禁煙プログラムの開始にあたって、すでに何か方策に取りかかっている人は、漠然と禁煙したいと思っている人に比べてほぼ二倍の割合で禁煙に成功している。(Prochaska, DiClemente, and Norcross 1992)

●習慣的な行動を「注意深く監視すること」(つまり、自分の行動に注意を払ったり、「するな」と心に留めたりすること) は、認識的コントロールを高め、根づいた習慣を抑える効果的な方法となる。(Quinn et al. 2010)

心理学者や医療従事者が開発したものも含め、習慣を変える方法には、新しい計画や意思を打ち立てることで、その目的に達そうとするものが多くあります。たとえば、「ジャンクフードをやめて、その代わりに健康的なものを食べる」と、目標を自ら立てることなどです。意思は習慣を変えるため、極めて重要ではありますが、有効に作用するには意思はとても明確かつ具体的なものでなければならず、自覚しながら何度も繰り返すことが必要です。これは、習慣となっている考え方や行動のパターンを、意図的、かつ、くまなく意識して気づくことによって、ほとんど見えないものを可視化することを意味します。

好ましくない習慣を変えるマインドフルネスの力

マインドフルネス――何世紀もの歴史がある仏教の教えと実践を起源とする、一瞬一瞬の体験に対して、寛容で偏りのない気づきに至る方法――を使えば、長期間にわたって定着してしまったように思える習慣であっても、変えることができます。

本書では、マインドフルネスの手法とその実践法を紹介します。古い習慣を葬り去り、新しい、より健康的な習慣、健康的な生き方を獲得するために役立ててください。マインドフルネスは、皆さんの行動変容を促すだけの力をもっています。通常は意識にのぼらない考えや無意識のうちにしていることなど、その瞬間に起こっていることは何であれ照らし出すからです。

マインドフルネスは、トレーニングでもあり、実践でもあります。習慣というものは時間をかけて繰り返すことで身につくものなので、数回行なった程度では、不健康な行動パターンにめったに気づくものではありません。新しいパターンを作り出すと――つまり、脳の中に新しい神経回路をもつということですが――何が好ましくない有害な習慣であるのかを明らかにできるようになります。受け容れがたい感覚や感情、心の状況であっても受け容れ、自ら向き合い体験するようにしなければなりません。自分に対して思いやりとあわれみの心を養うことも必要です。つらい習慣にとらわれていたことによるストレスから解放され、癒《い》やされるためのカギとなるからです。第二章では、マインドフルネスがいかに習慣的な行動に対抗する手段となるのか、また、いかに不健康な習慣を変えるための強力な手段となるのかを見ていきます。

しかし、さらに詳しく見ていく前に、皆さんがどのような習慣を変えたいと思っているのかを明らかにしておくことが大切です。皆さんには、明らかに取り組むべき、すでに変えようと試みたことのある習慣があるかもしれません。どんな習慣が人生に悪い、あるいはつらい影響を及ぼしているのかがよく分からない人は、次の実践をやってみてください。

実践一　満足な生活につながらない習慣を見つけよう

この活動は、日頃の活動や生活の中で真剣に向き合わないでいる点について内省するものです。

これからの一週間、毎日ノートなどに次のことに対する自分の反応を書き出す時間をとりましょう（ノートを活用することにより、本書の実践の答えを記入するだけでなく、マインドフルネスについて学び、実践したときに心に浮かんだ気づきを記録しておくとよいでしょう）。そのとき、自分に対して優しい気持ちでやること、そして良し悪しの判断をせずにやることを心がけてください。

- どんなときに、自動操縦されているかのように行動しているか。
- どんなときに、健康や人間関係、先々の満足な生活について、行動や思考がネガティブになるか。
- 不健康だと分かっていながらしてしまうこと、衝動的にしてしまうことがあるか。他の人から切り離されたり、孤立してしまったりすることを、してしまうことがあるか。望ましい生き方と整合性がとれないのに、してしまうことがあるか。

●不健康に見えたり、変えたいと思っていたりする習慣があるとしたら、それをやってしまったとき、（心や体は）どのように感じるか。その習慣を実行する前、実行している間、実行した後、何を意識しているだろうか。緊張感や喜び、無関心、判断力はあるか。そこにあると気づいたことは、どのようなものも書き留めておこう。

●この習慣はどのようにストレスや苦痛、困難、苦しみをもたらすのか。それによって、家族、友人との関係性を損ない、自分自身も見失わないか。望ましい生き方とずれているような感じがあるか。罪悪感や、自己嫌悪や、後悔はあるか。その習慣をしてしまった後で、身体的に不快に感じることはあるか。たとえば、喫煙後の咳、二日酔い、食べすぎによる不快感などである。

●この行動や考え方により、どのような要望が満たされるか。現在、要望に応えていないとすれば、いつどの時点で、どんな欲求を満たしてくれるだろうか。この行動や考え方がそもそもの目標や目的を達成する、その他の方法はあるだろうか。この不健康な習慣をやめたときに、どのような気分になるかを想像してみよう。この不健康な習慣から解放されたと想像して、身体的・精神的な変化を感じとろう。心に浮かんだことを意識しよう。

●現在の習慣に代わる健康的で役に立つ習慣はあるか。たとえば、キャンディを食べる代わりに果物やナッツを食べるというような代替的な行為のことだ。あるいは、単純に、今までやってきたことをやめて、どんな感情であれ一緒にあることを学ぶ場合もある。

●この時点で、どの程度真剣に、この習慣を変えて新しい習慣を身につけようと決意しているだろうか。その習慣を変えることは、個人的にどれほど重要か。もし、答えが「大変重要」未満であれば、古い習慣を断ち切るのは難しいだろう。習慣を断ち切ったらどのような恩恵があるか、しばらく考えてみよう。この習慣を断ち切るのにどんな障害がありそうかを考え、この習慣を断ち切るにあたり、障害となる可能性があるのは何か、そうした障害や想定外のことが生じた場合の対処法を想像してみよう。この習慣をやめたい、という強い気持ちを家族や友人と共有し、支援を求めることは、習慣を変えることに有効だろうか。

次章以降では、次のような六つのやめにくい習慣のうち、一つ以上を事例として取り上げ、マインドフルネスについて議論します。

●喫煙。

●心配や不安。

●問題の先送り。

●集中せずに乱暴な運転をすること。

●同様に、集中せずに不健康な食事をすること。

●電子機器の使いすぎ。

これら六つを含む多くの習慣化した考え方や行動を変えるのに役立つ、マインドフルネスのスキルについて具体的に説明しましょう。

ここに挙げたもののうち最後の二つの習慣について、これらを望ましくない習慣や不健康な習慣にしてしまう、「無意識」や悪影響について見ていきたいと思います。食べることについては、健康上の問題がないのであれば、ドーナツやチーズケーキを食べることは有害ではなく、それどころか精神的な安らぎをもたらしさえするでしょう。電子機器の使用に関して言えば、コンピュータは多くの恩恵をもたらします。インターネットのおかげで、何千という瞑想法（その中には、この本のオリジナルも含まれる）や、マインドフルネスやそれに関連するテーマについての講演を、マウスをクリックするだけで誰でも簡単に入手できます。さらに、筆者はここ数カ月の間に、いつのまにか以前の二倍ほど歩くようになっていたのですが、それは自分の運動量について意識させてくれるスマートフォンのアプリのおかげです。

実際のところ、ある習慣がどの程度有害なものになるのかは、それをやる際に意識的か否かにかかっています。たとえば、ワインを飲むときに、その飲んでいるという行為に気持ちを向け集中して飲むこともできるし、気持ちなど向けずに飲むことだってできます。そして、後者の場合、簡単に習慣に頼ってしまうようになるのです（そして、それは悪い結果をもたらす）。注意深く行動すればするほど、多くのチャンスが訪れ、しかもその中から真に有益なものを選択することができるようになるでしょう。

習慣を理解する——まとめ

もともと、半分近くの行動は習慣的です。意識的に行なうより、状況をきっかけとして自動的にとってしまうものです。習慣によって私たちの生活は単純化され、系統立てられます。仮に、日常の活動すべての面に関して考えて、決断して行なわないといけないとしたら、日常生活ははるかに複雑になるでしょう。習慣のおかげで脳が効率的に働くようになったので、人類は今日のような進歩を遂げました。習慣のおかげで、月面着陸もできたし、システィーナ礼拝堂[4]に素晴らしい絵を描くことだってできたのです。

しかし、ほとんどの人には、変えたいと思う習慣があります。自分の役に立たないため、あるいは、自分の根源的価値観や目標や意思につながらないためです。タバコやドラッグ、暴飲といった不健康な習慣や依存症、注意力を欠いた自動車の運転は、人命損失の観点からも、また、もっと価値のあることに使うことができた経済資源的な観点からも、多大な社会的損失をもたらします。害はないように見える自動的にとる行動でさえ、それにとらわれてしまうと、実際のところ多くの犠牲を払うことになります。自分の子どもや家族、そして自分たちの生活まで失うことになりかねません。

確立された習慣を変えるのは難しいものです。行動を変えようと思っても、強い習慣に直面すると、たいていの場合、習慣が勝ってしまいます。脳にある「クール」な認知システムからくるメッセージは、「ホット」な感情システムからくるメッセージよりもゆっくりで、緊急性が低いからです。

習慣がどのように形成され作用するのかを理解すること、なぜなかなか変えられないのかを理解することは、習慣を変えるための重要なカギです。さらに不可欠なのが、マインドフルネスを用いて自分の直接体験に意識を向けることです。マインドフルネスは、習慣的な行動の核心に作用し、その呪縛から解放する手段ともなりえます。マインドフルネスは、無意識のうちに自動的にやってしまうようになった行動パターンに気づけるよう手助けします。それは、無意識の思考や行動を意識的なものにし、見えないものを見えるようにする手助けとなります。

1　National Institutes of Health. アメリカ合衆国の国立衛生研究所。

2　「システム1」と「システム2」の表記は、ダニエル・カーネマン著　村井章子訳『ファスト&スロー』（早川書房、二〇一二年）にならった。

3　セルフコントロールに関する研究。子どもに対しマシュマロ・テストという実験を行ない、満足遅延傾向を測定した。子どもの前にマシュマロ一個を置き、実験者が今から部屋を離れること、戻ってくるまでマシュマロを食べるのを我慢できたら、戻ったときに二個のマシュマロを報酬として与えることを告げるという実験である。欲求不満場面において時間的に後から得られる大きな報酬のために、目の前の小さい報酬で得られる満足を我慢し遅らせることができるかどうかを調べることになる。満足が遅延できた子どものほうが、後になっても対人関係能力やストレス処理能力に優れ、学業に対し積極的な姿勢をもっていたことが明らかになっている。

4　バチカン市国、ローマ教皇庁内にある礼拝堂。コンクラーベ（教皇選挙会）の会場で、ミケランジェロ、ボッティチェッリ、ペルジーノら、ルネサンスを代表する芸術家たちが描いた壁画・天井画で知られる。特にミケランジェロの「最後の審判」が有名。一四七三〜一四八一年、教皇シクステゥス四世により創建。

第二章　マインドフルネスの基本

マインドフルネスの本質は、見えなかったものや習慣的なものに
関心という光を当てるということである。

――Christina Feldman, Compassion: Listening to the Cries of the World

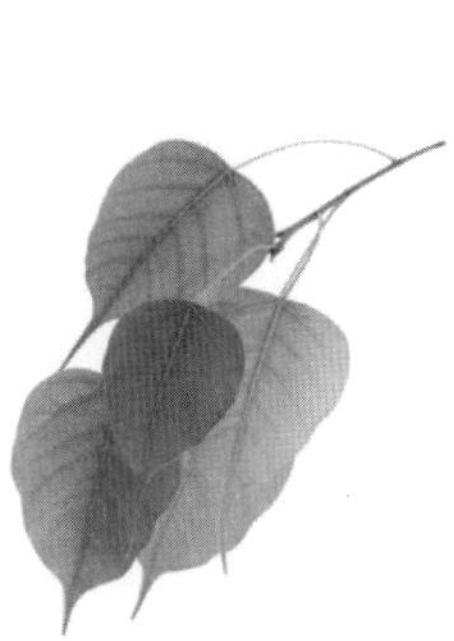

次の、とても似ているけれどもまったく異なる二つの情景を想像してみましょう。

情景一――さわやかな初秋のある日、森を歩いている。そよ風に木々の葉が揺れ、木漏れ日が織りなす光と影が目に映る。顔にひんやりした空気を感じる。小道を歩きながら、足に身体の重みを感じている。その道の勾配が徐々にきつくなるにつれ、鼓動も早くなっているのを感じる。小鳥のさえずり、虫の羽音、遠くを走るトラックの音が聞こえてくる。日常生活への思いが浮かんでは消えるが、この散歩のささやかな楽しみを邪魔することはない。活力がみなぎり、今ここに集中している。そして、自分の体験と生活を受け容れている。

情景二――さわやかな初秋のある日、森を歩いている。頭の中は今抱えている仕事のことでいっぱいで、何か重要なことを見落としているのではないかという不安もある。それに続いて、今週、上司と対立した記憶がよみがえり、そのことが自分の将来にどのような影響を与えるのだろうかという思いにかられる。そうこうするうちに、ティーンエイジャーの息子が先日もらってきた成績表の得点が悪かったことや、息子が最近連れだって遊んでいる友達のことが気になってくる。やがて、散歩に出てから、何か重要なメールが受信ボックスに届いていないか気にかかり、携帯電話をチェックする。このような心配ばかりしているので、周りの様子に気を留める余裕はほとんどない。過ぎたことをくよくよ思い悩んでいるかと思えば、先のことを思いわずらい、まるでシーソーのように精神が行き来している。立ち止まって自分の身体に起きていることに注意を向ければ、心理状態を反映して筋肉が緊張しているのに気づくはずだ。

起きている間のこの瞬間に、今ここに存在する――身体、感情、精神、周囲の環境に生じていることに気づく――こともできるし、心ここにあらずという状態でいることもできます。何世紀にもわたって、賢者たちは今ここに存在するという認識をもつことで、より大きな安らぎ、充足感、そして喜びを感じられると説いてきました。とはいえ、目下の体験から離れる、つまりくよくよと思い悩み、やがてストレスや苦しみの元となる懸念や恐れを抱くという思考や行動のパターンは、簡単に身についてしまいます。気づきを実践しなければ、暴飲暴食をはじめとする、一時的な気晴らしにはなるものの根源的な意思（本当にやりたいこと）の実現が遠のく不健康な習慣に、簡単に陥ってしまいます。マインドフルネスの実践とスキルは、不健康な習慣を変え、生活のバランスをとるのに有効です。

マインドフルネスとは

マインドフルネスは、仏教の教義として過去二五〇〇年にわたり発達してきました。そして、今この瞬間を意識するための普遍的で本質的なものであり、特定の宗教や哲学と関係なく体験したり修めたりすることができます。

これまでに、自分自身、あるいは自分がしていること、生活などと結びついて、精一杯生きているとか、何かに没頭している、何かを具現化していると実感したことが、一瞬でもあるでしょうか。コンサートや観劇に出かけて、音楽や演技に没頭したことはあるでしょうか。あるいは、単純に、家の周りや自然の中を歩いて、完全に心が今ここにあると感じたことがあるでしょうか。マインドフルネスとは、ここにいて、かつここにいると自覚していること、今ここに存在しているということです。そして、満足な生活や幸せ、自由に直接つながっています。

マインドフルネスはさまざまな形で多くの宗教に存在します。

●多くの教義にみられる巡礼の旅。

●キリスト教の実践における迷宮を歩く瞑想法や、センタリングの祈り〔人が存在の中心（センター）である神に立ち返るための祈り〕。

●イスラム教における跪《ひざまず》いて行なわれる一日五回の礼拝。

●ユダヤ教における活動を停止して内省するための安息日であるシャバットやサバス。

これらはすべて、自分自身と自分の生活に立ち返ることを「思い出す」ための方法です。事実、パーリ語(ブッダの教えを、その死後約五〇〇年を経て初めて書き起こした際に用いられた言語)での「マインドフルネス」には、「思い出す」という意味があります。

仏教でも、それより宗教色の薄いマインドフルネスの取り組みでも、良し悪しを決めつけず、起きたことは何であれ寛容に受け容れながら、その瞬間のあるがままの体験に対して、意識的にそして意思をもって気づきを向けることができるようになるとしています。日常生活では、将来や過去についてあれこれ考えたり、空想したり、自動操縦されるかのように無意識のうちにものごとをこなしたりして、時間を費やしてしまうものです。そのような、典型的な日常生活よりも、意図的にそして注意深く集中していくということなのです。

ジョン・カバットジンは、科学者であると同時に瞑想法の指導者であり、西洋諸国にマインドフルネスを普及させるうえで大きな役割を果たした人物です。彼は、マインドフルネスとは、今この瞬間に意図的に意識を集中し、この瞬間に、体験したことに対して何も決めつけずに受け容れることを通じて得られる気づきであると定義づけました（Kabat-Zinn 2003, 145）。

マインドフルネスとは、注意と気づきという一種の本質です。自分の体験に対して意思をもって目を向けながらも、何ら決めつけないでいれば、マインドフルネスな状態に至ったと言えます。マインドフルネスとは、このような本質への注意力を養うことを目指して意識的に実践することでもあります。

マインドフルネスのエキスパートとして国際的に知られるシャウナ・シャピロらによる研究グループは、マインドフルネスを構成するうえでカギとなる三つの要素を指摘しています（Shapiro et al. 2006）。まず、意思――実践しようとする動機や目的は何なのか、ということ。次に、注意――自分が体験していることを深く見つめ、認識するということ。最後に、心構え――感情や精神の本質をもって注意しようとすること。これらの必須の三要素は、不健康な習慣や不必要な習慣を変えたいと願う人なら誰にでも利用できる手法です。

マインドフルネスは生活のいかなる領域や活動にも用いることができます――マインドフルに運転し、マインドフルに歩き、マインドフルに食べ、マインドフルにシャワーを浴びる。また、親として、リーダーとして、マインドフルであろうとすることもできます。この在り方の本質を踏まえれば――それが、あなたの生活に表れれば――、つらく厳しい状況にあってさえも、生活のあらゆる面を好転させることが可能になります。

マインドフルネスの瞑想法が「日常的な」マインドフルネスと異なるのは、マインドフルネスの実践を活動の中心とするための時間と場所を形として設けるかという意味においてのみです。マインドフルネス瞑想法は、座っていても立っていても、歩いていても、横になっていても実践可能です。そして、食事の際の瞑想のように、どんな種類の正式な瞑想法を行なっているときであっても、マインドフルネス瞑想法を取り入れることができます。正式な方法で行なう場合に重要なのは、比較的集中しやすい場所を選び、自己を見つめ直し、精神を鍛える時間や機会を自分に与えるという点です。

仏教の教えにみるマインドフルネスの起源

約二五〇〇年前、北インドの貴族階級の王子として生まれたゴータマ・シッダールタは、悲しみと苦しみからの解放は可能か否かを見出そうと、家族を残して出家しました。彼は、当時の最高の指導者たちとともに学び、徹底して禁欲的な生活を実践しました。そして、実践の成果として、満月の夜の瞑想により、「中道」を発見しました。すなわち、これが、苦しみから完全に逃れる道であると。これが、彼の目覚めあるいは悟りと言われるものです。

彼が悟りを開いてから四五年後に死を迎えるまで、ブッダ（目覚めた人を意味する）は、あらゆる階級の人々に教えを説きました。彼の教えは、修行僧のつながりによって、一般の信仰者に支持されながら、一〇〇世代にわたって、アジア全域に広まりました。二〇世紀に入り、特にこの五〇～六〇年の間に、これらの教えは、西洋に渡り、社会に大きな影響をもたらし、マインドフルネスの有益な効果を指摘する研究が相次いでいます。

「苦しみ」と「苦しみの終わり」についてのブッダの教え

ブッダの教え全般の核となっているのは、四つの真理——四諦《したい》と呼ばれます。これらは、ブッダ自身が説いているように、厳密に実行されなければならない一連の「教義」としてとらえるよりむしろ、いろいろ探したり試したりするものです。

苦しみ——不満や永続する不安感——は、人の生活において逃れることができないものです。ブッダは、生老病死や離別、それらすべてが苦しみの形であると説きました。これが、四つの真理の一つ目——苦諦《くたい》（苦しみの存在）です。

人の苦しみを特徴づける、特有の不満感は、現実と違う状況であってほしいと思う気持ちに起因します。人は、好きなものについてはもっとほしいと願い、嫌いなものは少なくなってほしいと願います。このような体験を渇望と言い、苦しみをもたらすのです。これが、四つの真理の二つ目——集諦《じったい》（苦しみの原因となる渇望）です。

自分自身の体験をあるがままに受け容れようとすると、楽しい体験にしがみついていることはできないことや、あまり楽しくない体験もまたいつまでも続くものではなく過ぎ去っていくものだということに気づくでしょう。物事はすべて常に変化しています。あなたは常に変化しているのです。——不変で、永遠な「自分自身」など存在しません。むしろ、自分自身に対するいくつかの考えにしがみつくことで、永遠の自分自身という幻覚が創造されます。何かにしがみつこうとすれば苦しみをもたらすということを明確に理解すれば、それを手放し始めることができるのです。完全に手放し、物事を本当にあるがままに受け止めることが苦しみの終わりであり、仏教徒の道の目標です。これが、四つの真理の三つ目——滅諦《めったい》（苦しみの終わりつまり自由、涅槃）です。

四つの真理の四つ目は、道諦《どうたい》（苦しみの終わりに到達する道）です。ブッダが説いた道で「八正道《はっしょうどう》」と呼ばれています。八正道の要素は正しく（あるいは効果的に、適切に）養うべき八つの要素から成り、それぞれ理解〔正見《しょうけん》〕・意思〔正思唯《しょうしゆい》〕・言葉〔正語《しょうご》〕・行ない〔正業《しょうぎょう》〕・生活〔正命《しょうみょう》〕・努力〔正精進《しょうしょうじん》〕・マインドフルネス〔正《しょう》念《ねん》〕・集中〔正定《しょうじょう》〕です。

マインドフルネスの役割

マインドフルネスは、仏教において中心的な役割を果たします。マインドフルネスの基礎となる主な教えである、念処経《ねんじょきょう》〔パーリ仏典経蔵中部第十経〕において、ブッダは、マインドフルネスこそ苦しみから自由になる直接的な道であると説きました（Anālayo 2003）。マインドフルネスを四つの体験領域——（一）身体、（二）情調（快、不快、あるいはどちらでもない感じ）、（三）感情と精神の状態、そして（四）極めて重要な仏教の教えを通した体験としての主観的実在――に持ち込むことによって、苦しみから自由になるための洞察力を得ることができます。あらゆる体験の本質は変わりゆくものであり、個々人に起因せず、さらに、頼ることができないものと認識するようになります。そのように認識すると、執着をなくし苦しみから解放されます。自身の置かれている状況や体験が理想とかけ離れていると嘆く（つまり、「こうでなかったらいいのに」と願う）のではなく、瞑想の指導者であるフィリップ・モフィットいわく、「人生とダンスするように協調する」ことができるのです（Moffitt 2008）。すなわち、マインドフルネスは苦しみからの解放、つまり、執着からの自由、および貪欲や嫌悪や無知からくる苦しみの終わりに直結しているのです。

仏教における習慣の理解と習慣を変える手法

ブッダは、幸せや満足な生活を決定づけるカギは、いかに今この瞬間に向き合うかということであると説きました。もし、今この瞬間に向き合おうとしても、楽しい体験にばかり執着し、不快な体験を避けたり、逃れようとしたり、あるいは、当たり障りのない、または「退屈な」体験から関心をそらそうとしたら、それは苦しみになるでしょう。それどころか、不快な、当たり障りのない「退屈なこと」を避けることに固執すると、かえってそれが考えの中心を占めるようになってしまいます。

ブッダの言葉にあるように「比丘《びく》（修道僧もしくは実践者）が何度も考え、熟考するものは何でも、すぐにその人の精神の向かうところとなっていくだろう」（Bodhi 1995, 208）

同様に、考えや行動を繰り返せば繰り返すほど、より一層、その考えや行動を繰り返し続けるようになります。以前に思ったり行なったりしたことは、たとえその考えや行ないが苦しみにつながるとしても、たやすく思ったり行なったりしてしまいます。こうして、苦しみにつながるあらゆる考え方や行ないは人を苦しみに向かわせ続け、意思や目標にしたがって生きることを困難にさせます。怒りや嫉妬、残酷な考えをもてば、精神はその方向に傾くようになり、将来、自らを苦しませることになる考えや行ないの種を蒔くことになるでしょう。しかし、その習慣に毎度逆らい、マインドフルな選択をしていると、そのうち、再び同じことをすることが少しだけたやすくなっていることに気づくでしょう。思いやりのある気持ちで寛大な行動をすれば、心はその方向に傾くようになり、前向きで思いやりのある考えや行動をするようになる未来の種を蒔いていることになるのです。

これこそが、カルマ（業）を意味しています。つまり、「蒔いたものしか刈り取れない（因果応報）」です。このように言うと、決定論的で、マインドフルネスでそのサイクルを断ち切るしかないように聞こえるかもしれません。しかし、過去が重く現在にのしかかっていても、肉体的苦痛、激しい感情や執拗な考えと衝動などを含む現実を何もかも肯定することで、今ここにあるサイクルを断つ可能性があります。数多くのブッダの教え——己の精神に集中することや、賢明な意思を養うこと、親愛の心の実践など——は、現在をあるがままに受け容れるよう手助けする手法、あるいは、効果的な手段なのです。

マインドフルネスは、不健康で有害な習慣をやめることへのカギです。なぜなら、マインドフルネスの実践により、習慣的な行動への潜在的衝動や引き金に目を向けることになるからです。さらに、マインドフルネスは自身の衝動を受け容れ、それが永遠に続くわけではないということを体験して、その衝動に執着したり抵抗したりすることなく、その衝動が生じては消えていくのをあるがままに受け容れる方法を示しています。

マインドフルネスと脳の変化——神経可塑性

この二〇年の間に、人の脳を理解することに関して、科学的に大きな進歩が遂げられてきました。人の脳は基本的に大人になった時点で成長が止まると考えられていましたが、今日では、人生を通じて変化し続けるものとして知られています。言い換えれば、行ないや気の遣い方で、人の脳は変化し、生きている間、大きく変化する可能性があるということです。マインドフルネスのトレーニングは、この点に関して、脳にポジティブな身体的変化をもたらすことを含め、多大な影響があることが示されています。

二〇一一年に発表されたある研究では、マインドフルネスを実践すると、脳にある程度の変化が起こることが証明されました。八週間にわたるマインドフルネスの瞑想プログラムに参加した人たちの脳内では、自己認識や、あわれみ、そして内省に関連する脳領域の神経細胞（ニューロン）とその他の細胞の密度が増加していることが確認されました。一方、ストレスや不安に関連する脳領域の神経細胞やその他の細胞の密度は減少していました。プログラム参加者のこのような脳内変化は、八週間にわたるプログラムの中で一日あたり平均してわずか二七分間の瞑想を実践したことによる成果でした（Hölzel et al. 2011）。

行ないや注意の払い方によって、神経構造を改善する潜在能力は、人の脳のネガティブな傾向を補うのを助けるのに特に重要になります。

脳はものごとをネガティブに偏向してとらえる

人類が受け継いだ脳は、何千万年にもわたる進化の所産です。脳は、並はずれて複雑で驚異的な能力をもつ器官ですが、しかし同時に、ひとたび注意を怠ると、脳のせいでトラブルに巻き込まれるということにもなりかねません。

人の脳や神経システムはネガティブなもの、つまり死をもたらしたり害を及ぼしかねないものに集中するようになっています。このように脅威に集中したことにより、私たちの先祖は生き残り、遺伝子を引き継ぐことができたのです。このような脳の防御能力は、「サバイバル脳」と呼ばれてきました。命を守って、生き残るという観点からすれば、差し迫った危機に対して警戒を怠らずにいることが大事なのであって、ポジティブな目標に到達することの優先順位は相対的に低くなります。ポジティブな目標は、脅威が去るまで待つことができるからです。このように、脳は、ネガティブな刺激や体験のほうがポジティブなものよりも重要なものとしてより注意を払うのです。たとえば、誰かが自分について何かポジティブな発言をする一方で、別の人がネガティブな発言をしたとしましょう。いつまでも気にかけてしまうのは、どちらの発言でしょうか。

神経心理学者であり瞑想の指導者でもあるリック・ハンソンは、脳の偏向は、まるで、「ネガティブな経験はベロクロ（マジックテープ）で、ポジティブな経験はテフロン」のようなもので、一つのネガティブな相互作用の影響を克服するには、たいてい五つものポジティブな相互作用が必要となる、と説明しています（Hanson 2009, 41）。潜在的な課題に呼応してストレス反応が出るとき、その「サバイバル脳」がネガティブな偏向をするのにどれだけの代償を払っているのかを考えてみましょう。そのようなとき、ストレスホルモン（コルチゾールなどの基本的なストレスホルモンを含む）が放出されます。戦いや逃走に備えて、血液が手足に送り込まれ、消化や生殖のような、目前に迫った生命の危機に不可欠とは言えない身体の機能は作用しなくなります。潜在的な課題を絶えず考えていると、脅威を察知したらすぐに反応できるよう身構えているというストレスや不安を抱えた状態から逃れられなくなるのです。このことが、次の段階では、快楽や安堵感を求めて、不健康な習慣に手を出すきっかけとなります。

怒り、恥、悲しみといった、受け容れがたい感情は、前述のとおり、脅迫的で苦痛な状況に対応できるようにしますが、問題も起こしえます。自分の感情を有益な情報をもつシグナルとして活用すればいいのに、感情と一体化し、感情をよみがえらせ続けてしまうと、問題が起きるのです。

しかし、ありがたいことに、マインドフルネスを通じて気づきを実践すれば、脳の潜在的な可能性を活かして変えることができます。リック・ハンソンが勧めるように、「良いものを取り入れる」――感謝、喜び、愛、思いやりといった満足な生活につながる感情を意識的に養うよう心がけ、高く評価する――ことで、脳がネガティブに偏向することを相殺できます（Hanson 2009, 67）。そして、マインドフルネスを実践することで、あらゆる精神状態や感覚――習慣に伴う興奮や衝動、渇望といった――を永続しない非個人的なものとして受け止めるよう精神を鍛え、感情に流されて自分を決めつけるのをやめることができます。このようにして、本当に自分に役立つ方法を選択し、反応することができるようになるのです。

マインドフルネスはいかに作用するか

有名な禅の指導者であり、詩人であり、平和活動家でもあるティク・ナット・ハンは、その著書の一つに『マインドフルの奇跡（The Miracle of Mindfulness）』（Nhat Hanh 1975）というタイトルを付けました。この「奇跡」は、抵抗したりあがいたりすることなく、心を開いて寛容な気持ちで自分の体験を進んで直視することによってもたらされる変容にあります。つらかったり、恐ろしかったり、耐え難かったりするように思われることこそ、心から向き合えば、成長や癒《い》やしへの道となりえます。精神世界の指導者であるエックハルト・トールの言葉を借りれば、「心から完全に受け容れることは、何であれ、飛躍するための推進力となる」（Tolle 2003）のです。

自分の体験の一部でも受け容れなかったり、回避したりすることは、精神的な壁をその体験の周りに張り巡らせているようなものです。フランクリン・D・ルーズベルトの有名な言葉になぞらえると、恐れそのものを恐れて暮らしているのです。体験や気持ち、感情を避けようとしても、そうした体験や気持ち、感情は簡単に消え去るものではありません。むしろ、抵抗するほど強力なものとなり、時機さえくればいつでも戻ってきます。逃げれば追う、というわけです。

チベット仏教用語である「自己解放」とは、体験をありのままに受け容れようとする姿勢のことを言います。抵抗する姿勢を強めたり、あがいたりすることなく、あらゆる気持ちを現れては消えていくままにしておくのです。苦しみから解放される道は、皮肉にも、苦しみを受け容れて体験しようという姿勢なのです。自分の痛みや苦しみに対して、それに飲み込まれることも、抵抗することなく、きちんと向き合う勇気をもつということが課題です。

マインドフルネスは、ただ「今ここにいる」という意識さえもてばいいという点で、単純なものです。つまり、自分の体験をあるがままに受け容れればいいのです。その体験には、身の周りの見聞きできるものだけでなく、興奮や感情、考えなども含まれます。

しかし、マインドフルネスは簡単なことではありません。今この瞬間から引き離そうとする要因はたくさんあります。済んだことをくよくよ思い悩んだり、他人とわが身を比べたり、将来について心配することに、多くの時間を費やしたことがあるでしょう（この件については、第六章で詳述します）。つらい、トラウマになっている体験があり、そのために警戒心を強め、恐れを抱くことが後遺症となっていることもあるかもしれません。そのような場合、しっかり対応しなければ、今ここに気持ちを集中させることは難しくなります。技術の発達により、絶えず他人とコミュニケーションをとったり、情報を瞬時に収集したりすることができるようになりました。しかし、そのことがかえって身の周りの世界から人を引き離し、すぐ隣にいる人からも遠ざけるようになってしまったのは、皮肉なことです。そしてついには、広告をはじめとする企業戦略に踊らされて、もっていないものを欲しくてたまらない気持ちになってしまうのです。たとえば、マイケル・モスは次のように書いています。「スーパーでは何も突発的に起こる状況はなく、録音された優しい音楽が流れ、イン・ストア・ベーカリーからは焼き立てパンの匂いがたちこめている。そしてレジ横にはソフトドリンクが売られているのである」（Moss 2014, 346-47）。企業は、消費者の購買習慣を刺激し、欲求を持続させるために何十億ドルも費やしています。このような欲求を抱えていると、家にいても外出先でも、もっていない物を欲しがったり物事がこうなればいいと願ったりせずに自分を取りまく環境を単純にとらえることは難しくなります。

だからこそ、マインドフルネスの状態にあることは、簡単ではないのです。今ここにいるためには、実践を積まなければなりません。しかし、一瞬一瞬の体験にマインドフルネスの状態で向き合えば、近年の研究成果が示しているように、脳内のさまざまな部位に作用し、肉体面、感情面、心理面、精神面での恩恵と変化がもたらされるなど、さまざまな能力を育むことができるのです。

近年、いかにマインドフルネスが作用するのか、マインドフルネスのトレーニングのある特定の側面がいかに明確な成果をあげるのかを、科学の力により解明しようという動きがあります。マインドフルネスは、さまざまな人たちにさまざまな形で効果をもたらします。たとえば、注意欠如・多動性障害（ADHD）を抱えた人たちが集中力を高められるようになったり、何らかの依存症の人たちがその渇望を我慢できるようになったり、精神疾患を抱えた人たちが過度の負担なくネガティブな気持ちを体験できるようになったり、ということが期待できます。

マインドフルネスは望ましくない習慣を変えるのにいかに役立つか

マインドフルネスを実践すると、ストレスや不安、抑うつをはじめとするさまざまな症状を軽減するのに大いに効果があると証明されています。マインドフルネスの手法を、有害な習慣や無益な習慣に用いれば、同様の可能性をもたらします。マインドフルネスを実践すれば、刺激や衝動、渇望——加えて、それらが引き起こす習慣的な行動——が意識のもとにさらされます。二五〇〇年にわたって、瞑想を実践する人は、苦悩をもたらし、習慣となっているつらい精神状態と感情を手放すことにつながる道として、マインドフルネスを用いてきました。その歴史は、今では増えている科学的な研究に裏づけられており、それらの研究はマインドフルネスがいかにして習慣を変えるカギとなりえるかを指摘しています。

マインドフルネスを依存症など習慣となっている行動の治療に活用しようという研究は、非常に有望です。ある禁煙に関する論文によると、マインドフルネスのトレーニングを受けた人のうち三六パーセントが四週間のプログラムの終了時までに禁煙に成功しました。一方で、通常の禁煙プログラムの参加者は一五パーセントの成功率に留まりました。さらに、一七週間後のフォローアップ時点での禁煙率は、マインドフルネスのトレーニングを受けた人が三一パーセントであったのに対して、通常の禁煙プログラムの参加者は六パーセントでした(Brewer et al. 2011)。

矯正施設の被収容者を対象にした調査では、ヴィパッサナー（「内観」もしくはマインドフルネス〔身体感覚に意識を集中させる瞑想〕）瞑想のプログラムに参加した人は、薬物の使用を抑えられただけでなく、飲酒に起因する問題や精神的症状が軽くなっていました（Adams et al. 2014)。

マインドフルネスがもたらした変化には多岐にわたるポジティブな効果がありえます。次の事例をもとに説明しましょう。

《トーマスのストーリー》

トーマスは、何年にもわたり断続的に瞑想を行なってきました。彼の母親は高齢ゆえに、だんだんと体調が悪くなり、認知症の症状もみられるようになっていましたが、そんなときでも、トーマスはマインドフルネスを実践したおかげで、彼の言葉を借りれば、「良識を保ち、思いやりある態度」でいられたと言います。

母親の死後、トーマスは精神的、肉体的そして創造的なエネルギーがみなぎるのを感じました。しかし同時に、すべきことを先送りしたり、集中力が欠如したり、衝動的になったりといった不健康な習慣にも陥ってしまいました。何かを書こうと座ってはいるものの、気づくと書くために座っていること以外何もしていないというようなありさまでした。

トーマスは、私が担当したマインドフルネスの力を借りて習慣を変えるという六週間の講座に参加してきました。この講座で、二つのことが彼の人生を本当の変革に導くように転換させる手助けとなりました。一つ目は、瞑想の方法です。彼が以前に学んでいたマインドフルネスの手法では、ある特定のやり方で実践し、瞑想中は一定の姿勢をとるよう教わりました。しかし、私のクラスでは違います。「自分にとって効果のある方法を見つけよう」という取り組み方で、トーマスが心地よくリラックスできる座り方に自分の姿勢を修正する余地がありました。彼は私にこのような感想を伝えてくれました。「何十年にもわたり、瞑想中に心地よさを感じてきませんでした。そんなことでは、瞑想の効果なんてほとんど得られなかったし、挫折感さえ感じるようになっていました。そして、自己強化の習慣になるどころか、魅力に乏しい雑用のままでした。でも、一度、どのような姿勢で瞑想をすれば効果的か分かったら、気づくと瞑想することがますます増え、楽しんでただそこに黙って座っていたのです。ただ座るだけなのですけれどね」

二つ目は、瞑想中の時間管理です。トーマスは、瞑想中に、もうどれぐらい時間が経ったのか、あとどれぐらい残っているのか、気になって仕方がありませんでした。同じクラスの受講者との会話から思いがけず瞑想用のアプリをダウンロードしたところ、トーマスは瞑想を心地よいベルの音で始め、そして終わらせることができるようになり、時間に気をとられずに済むようになったのです。アプリは、電子媒体を使った一種の説明責任も果たしました。つまり、日々の瞑想の時間をたどったり、同時に瞑想中の人たちの情報を送ったりできるのです。

瞑想をするようになってから三〇年余り経って初めて、トーマスは一日に二〇分から四〇分ほど定期的に瞑想をするようになりました。彼は、あらゆる点においていかに以前にも増して心の落ち着きを得るようになったかを伝えてくれました。「気持ちが明るくなりました。落ち込みそうになっても、以前より早く対応できます。ユーモアがより身近なものとなりました。しかし日々瞑想を実践することで得られた最も明らかな副産物は、運動、つまり一日三〇分かそれ以上にわたって行なうヨガを確実に継続して行なうようになったということです。ポジティブな習慣は、別の習慣から起こってくるものなのですね。一つの分野に深く関わることに連動して、その他の分野へのより深い関わりを発展させるのです」

トーマスは、瞑想の実践がポジティブに変化したことが、生活のあらゆる分野に影響したと言います。「マインドフルに食べると、満腹感を感じるのです。そしてその結果、食べる量はやや減り、しかも食べる喜びは増します。自分の行動や、周囲への気づきをより意識している一方で、考えにふけることは減り、やるべきことを仕上げずに途中であきらめることも少なくなりそうです」

この「ポジティブな連鎖反応」は研究者（たとえば、Gardner, Lally, and Wardle 2012）によっても指摘されています。ある健康的な習慣が、たとえ、明らかな、あるいは直接の関係性がなくとも、別の健康的な行動のきっかけとなるのです。たとえば、運動を始めた人は、意識してそうしようと決意しなくても、より健康的な食事を取るようになるかもしれません。トーマスは、この原動力がどれほど自分の生活に影響を与えたか、簡潔に語りました。「より多くのエネルギーがさらに多くのエネルギーをもたらすのです。より一層の希望と楽観が、さらに生き生きと活気づいた楽観主義を培いました。私の生活の中にある一部の分野（たとえば、音や微細に気づく視覚、そして触感）における覚醒によって、世界のできごとや自然界に関わる他の多くの分野への意識がさらに目覚めたのです」

習慣の性質が異なれば、それに伴う感覚やエネルギーも異なります。しかし、関心をもちつつ、思いやりある寛容な心でとらえると、どんな習慣であってもきちんと体験し、変えることができるのです。次章以降では、主な四つのタイプの習慣に対して理解を深め、ワークに取り組みます。

一　欲望の習慣。食べ物、アルコール、薬物、セックス、その他の欲求の対象となるものを渇望したり、習慣的に求めたりすること。

二　集中力欠如の習慣——今この瞬間に体験していることから気持ちがそれ、もっと魅力的で面白そうでわくわくすることに気持ちが向いてしまうこと。たとえば、ソーシャルメディア、ショートメールや電子メール、テレビなど。

三　抵抗の習慣——不快だとか、つらいとかと思ったことを避けようとすること（怒り、フラストレーション、決めつけること、焦りなどは抵抗感があることを示していることが多い)。

四　行動し、ストレスを感じ、心配する習慣――常に何かの途中であるような気がしていること。やるべきことを終えるのに十分な時間を割くことができないと感じること。あるいは、「やることリスト」を常にチェックして項目を外すことに気をとられること。こうしたことは、ストレスを伴い、しばしば現在から切り離されたような絶望的な感覚になるものである。

身についた習慣が主に一つのタイプであろうとすべてであろうと、マインドフルネスは人をその根底にある意思に通じさせ、役に立たない行動に光を当てることができるので、変わろうという意思をサポートできるのです。

次に紹介するマインドフルネスを実践すると、衝動が生じる前、まさに体験している最中、そして過ぎ去った後という三つの明確なタイミングで習慣による衝動に気づきをもたらしてくれます。さらに、この実践は、思いやりある態度や寛容な気持ち、好奇心などを育み、これらは習慣を変えることの助けとなります。最終的には、その実践は、挑戦的な感情や心理状態との上手な関わり方となります。このおかげで、習慣的な行動によって避けていた感情や心理状態を安心して受け容れられるのです。これは、不健康な習慣をあおる考えや信念との一体感を緩める助けとなります。

習慣を変えることへの道としてのマインドフルネスの重要な要素は、マインドフルネスは行動そのものの裏にある習慣の原因を探る助けとなる点です。筆者の友人であり同僚でもある女性が気づいたように、ある不健康な習慣は別の不健康な習慣に簡単に置き換えられてしまうのです。「夜、お酒を飲むのをやめたのだけれど、ときどき、飲まないことの『ご褒美』として何か食べたくてたまらなくなるの」と彼女は話してくれました。「その食べ物が健康的なものだとしても、食べすぎてしまうのよね。食べることへの渇望から気を紛らわすために、疲れてベッドに入るまでの時間をつぶそうとコンピュータでゲームをすることにしたの。たしかに、食べたい気持ちからは、気をそらすことはできた。でも、夜遅くまでコンピュータに向かっていると、睡眠に響くのよね。おかげで、私はある不健康な習慣をそれほど悪くないものに交換しているけれど、気を紛らわすものであることに変わりないってことに気づいたのよ」。彼女はこの体験をきっかけとして、習慣のパターンを作り出す要因の重要性に目を向けるようになりました。「このパターンに気づいたとき、この瞬間が実際とは違うものだったらいいのにと願う気持ちの根本にあるエネルギーにきちんと心を開かなければ、自分の苦しみは、形を変えて続くのだと分かったの」

習慣を変えるための七つの効果的なマインドフルネス実践法

本書を読めば、好ましくない、もしくは害のある習慣を変えることと、健康的で役に立つ習慣を育むことの両方またはいずれか一方を、マインドフルネスがどのように支えるのか、次の七つの実践的なスキルを通じて、自分自身で見出すことができるでしょう。

一　不健康で好ましくない習慣を明らかにすることを学ぶこと、本来の要望を満たすのにいかに役立たないかを理解すること、変わろうという意思をもち、どのように行動すれば変化をもたらすことができるかを意識すること。

このスキルは、根底にある願望とつながり、不健康な習慣による弊害を認識して、行動を自分の意思に沿わせることに役立つ。

二　リラックスすること、自分の体験に心を開いて向き合い、その体験の良い面も悪い面も醜悪な面も受け容れること。

体と心を気持ちをリラックスさせて中立的な立場をとるようにすれば、もし追い払ったり身をゆだねたりしてしまうと不健康もしくは好ましくない習慣につながりかねない渇望感やつらい心情を、ただ感じるのにも役立つ。

三　マインドフルネスをサポートする態度や資質を養うこと、特に、思いやり、好奇心、他者を受け容れる態度を心がけること。

身についてしまった習慣にもこうした態度をとることにより、自分の行動や思考を「間違った」「悪い」ものに仕立て上げることなく、ありのままに受け容れ、ときに永続的で強固な習慣化した行動を判定したり厳しく評価することを回避することができる。

四　マインドフルな呼吸（または、その他の瞑想時に意識を向ける対象）を通じて注意を集中させること、そして、自分が自動操縦されているかのように無意識で行動していたり、物思いにふけったりしているのに気づいたら、呼吸に意識を戻せるようになること。

注意力と集中力を身につけると、意識が心ここにあらずの状態になったり、習慣化した思考パターンに陥ったりする傾向に対抗する助けとなる。――そして、偏った判断を避けて瞑想の対象に戻ることは、新たに、より健康的なパターンを創り出す助けとなる。

五　確立された習慣の根底にありがちな思考や信念に意識を向けること。

このスキルは、自分の考えを共感することも心酔することもなく受け容れることを許してしまう思考や行動の習慣化したパターンを補強し、しばしば深く根ざしてしまった信念やナラティブを解く。

六　困難なことを体験しても「その波に乗れる」ようになること、苦しい肉体上の感覚や感情、精神状態とともに、今ここにいることができる力を身につけること。

このスキルによって、不快なことや困難なことに対して、不健康な行動や好ましくない行動に走ることなく、心を開くことができるようになるだろう。

七　困難でつらい経験を受け止め余裕を作り出す助けとなる、心にとって有益な状況、特に慈しみの心とセルフ・コンパッション（自分への思いやり）を生み出すこと。

このスキルは、困難な体験に対処するうえで不可欠である――このスキルのおかげで、苦しい体験をしても、それを受け容れる心の居場所を作り、挑戦的な感情や精神状態を、思いやりと分別をもって扱えるスキルや能力を身につけるようになる。

補足説明――マインドフルネスがどのような状況においても助けになるとしても、マインドフルネスや特定の瞑想法の実践から始めるのが常に最善であるとはかぎりません。耐え難く感じるときもあるかもしれません。たとえば、パニック発作を起こしたような場合、じっと座って呼吸に意識を向けるよりも、散歩をしたり、信頼のおける友人や医療従事者と話をしたりしたほうがよいでしょう。つらい感情や、苦しい感情に思いやりのある気持ちで向き合うためには、ある程度の安定性や回復力が必要です。本書で紹介する実践法は心身を穏やかにするのに有効ですが、その時々に自分にとって有益なのはどの実践法なのか、取り組み方なのか、最善の判断を下すのは自分です。マインドフルネスは、こういった判断力を伸ばし、高めるのを大いに後押しします。

また、マインドフルネスが長年にわたって染みついてきたパターンをすぐに変える魔法のような手段ではないということを、常に覚えておいてください。マインドフルネスは、トレーニングであり、実践法なのであって、気づきや意識的な選択を通じて、時間をかけて変化に至るというものです。そして、複雑な状態やパターンに対応するいくつかの補完的な方法のうちの一つにすぎないかもしれません。たとえば、マインドフルネスは、トラウマや依存症の場合、心理療法や薬物療法、一二のステッププログラム〔アルコール依存症者のための自助グループの創始者たちが自らの体験から生み出した、酔わないで生きてゆく方法を身につけるための一二段階からなるプログラムのこと〕や、その他の療法の効果を補完したり、高めたりすることができます。

実践二　ＳＯＢＥＲ呼吸法

このマインドフルネス実践法は、マインドフルネスに基づく認知療法（MBCT）を取り入れたもので、大体どこでも実践できるものです。この方法は、ある人やものごとをきっかけに受動的に反応してしまうときや、不安やストレスを感じ、食べ物やお酒、薬物、タバコに頼るなど、その他の不健康な習慣で気持ちを落ち着かせたい衝動にかられたときに、特に有益です。まず、ＳＯＢＥＲの頭文字を覚えましょう。Ｓは止まる（Stop）、Ｏは観察する（Observe）、Ｂは呼吸する（Breathe）、Ｅは意識を広げる（Expand Awareness）、Ｒはマインドフルに反応する（Respond Mindfully）をそれぞれ表します。

一　止まる（Stop）。止まって、ゆったりとする。そして、この瞬間に、精神と身体に意識を向ける。

たとえば、ある同僚とうまくいっておらず、二人とも腹が立ち、挑戦的になっているとしよう。落ち着いて、自分が経験していることに意識を向けると、身体が緊張し、顔が赤くなり、思考がせわしなく働いていることに気づくだろう。

二　観察する（Observe）。身体、感情、思考の中で何が起こっているか、受け容れつつ評価せずに観察をする。怒りを感じるような場合には、胸苦しさや顔のほてりがあるままでよい。そのほうが、多少くつろぐことができるかもしれない。いろいろな考えが湧き上がってきても、それにとらわれないよう注意する。

三　呼吸する（Breathe）。何度か深呼吸して、呼吸の感覚だけに焦点を当てよう。吸ったり吐いたりしながら、呼吸を感じるままにしていると、きっと、息を吐くときに、いくらか解放されたような気持ちになるだろう。

四　意識を広げる（Expand Awareness）。身体全体、全体的な状況や背景をとらえることができるまで、思いやりと寛容な配慮をもって意識を広げる。寛容な気持ちで今ここにある気持ち、考え、感情を取り入れよう。

五　マインドフルに反応する（Respond mindfully）。根底にある意思に沿うような態度で対応することを選ぶ。心や身体の中で何が起こっていても、どう反応するかは自由に選べるということを知っておこう。

（参考：Bowen, Chawla and Marlatt 2011, 90）

マインドフルネスの基本――まとめ

マインドフルであるとは、一瞬一瞬の体験に対して、寛容な気持ちで、何ら判断を加えずに意図的に注意を払うことです。マインドフルネスは、普遍的に人間がもつ気づきの本質であり、あらゆる主要な宗教の教義にみられ、同様に宗教とは関係のない実践法も多くあります。仏教の教義では、マインドフルネスを苦しみから解放させる直接的な道として最大限に発達させ、研究してきました。現在、マインドフルネスに注がれる関心は、多くが、仏教の教義と実践を非宗教的な文脈に取り入れること――たとえば、マインドフルネスストレス低減法(MBSR)――あるいはマインドフルネスの利点を示した調査研究から寄せられているものです。

マインドフルネスは、自分の体験を今ここにあるままに、心を開いて受け容れるという単純な実践法です。とはいえ、簡単ではありません。なぜなら人類の進化、文化、条件づけ、習慣など、今現在の体験から自身を引き離す要因は数多く存在するからです。たとえば、人間の「サバイバル脳」は認知された脅威から身を守ることに集中するとストレスや苦しみの元となり、不健康なパターンや習慣を生み出すことがあります。

朗報と言えるのは――古代からの英知という点からも、現代の神経科学が立証しているという点からも――、思いやりと寛容な気持ちをもって意識を育むよう実践することは、生活の満足感を高め、ストレスや不安の低減につながるということです。

マインドフルネスは不健康な習慣を変え、よりポジティブで役に立つ習慣を身につけるうえでのカギとなります。ほとんど自覚のないことに意識を向けると、見えないものが見えてくるのです。これには、思考パターンや繰り返しによって自動的に無意識にするようになった行動に意識を向けることも含まれます。

皆さんが不健康な習慣を変え、より役に立つ習慣を身につけられるよう考案された、一連の基本的なスキルや実践法については、次章以降で説明していきます。

第二部

知恵を実践に活かす

第三章　意思の力——最も大切なことは何か

自分がどこに行こうとしているかを知らなければ、
どこか別の場所に行ってしまうことになる。
——Yogi Berra

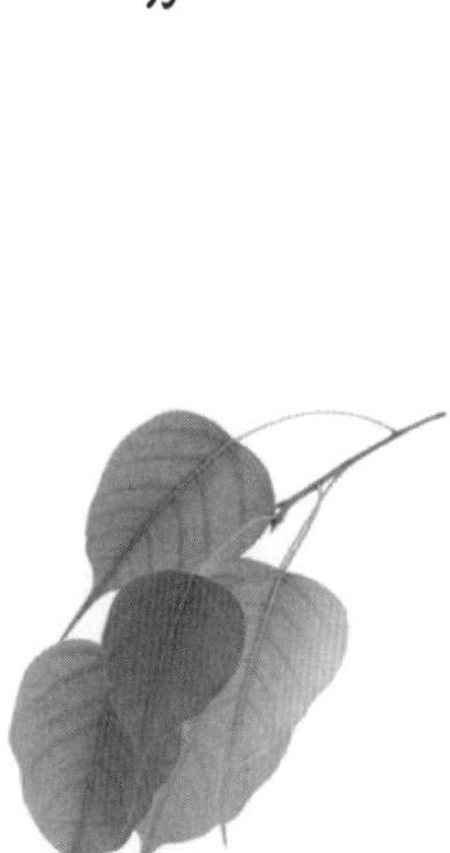

世界に偉大な変革をもたらしたあらゆる進歩——奴隷制度や人種差別の終焉から宇宙飛行に至るまで——は、何らかの過ちを変えねばならない必要性、もしくは探求されるべき新たな可能性を理解することから始まりました。それに続いて、変化をもたらそうという意思が生まれました。

自身の生活を見直せば、たぶんこれまでに実現した大切な変化を思い出すことができるでしょう。もっと健康的に生活するとか、親密な関係にもっと思いやりと思慮深さをもつ、といったことかもしれません。自分の慣れたやり方では役に立たなかったと気づいたことを思い出すこともあります。そうして、変えよう、と心に念じ、その意思を行動に移してきたのです。

意思とは、変化をもたらす旅を導く内なるコンパスです。明確な意思なしでは、なじんだ習慣のままに行動してしまい、水面上に押し流される漂流物のように、あてもなく漂うだけでしょう。目や髪の色と同じくらい、人となりに大切な一部に思えるほど、あまりにも慣れ親しんでしまった思考パターンや行動パターンに押し流されてしまいます。怒りや心配に共鳴することにあまりにも慣れてしまうと、自分は怒りっぽい人、あるいは心配性な人と考えるようになります。このような思考や行動のパターンを変えることは不可能だと信じてさえいるかもしれません。

明確な意思は、意味のある変化をもたらすために必要不可欠です。第一章で学んだように、習慣は動きの速い脳の処理を通じて稼動するため、異なった方法で行動しようとするときでさえ、特定のできごとには習慣の惰性で対応してしまうかもしれません。染みついた習慣を変えるためには、少しずつ時間を追って行動と根底にある価値観をつなげる、強固で明確な意思を身につけることが必要です。

意思を定める方法

意思決定には、次の三段階のアプローチが役に立ちます。

一　人生で最も大切なことを明確にし、つながる――そして、これらの根底にある強い願望を貫く。

二　根底にある意思を抱くことを妨げる習慣を明らかにする――そしてこれらの習慣を変える行動をとることに全力を注ぐ。

三　次のように自らに問いかけることで、少しずつ時間を追って自身の思考や行動と根底にある意思とを一致させる。――この思考・行動・反応は、幸せをもたらすだろうか、根底にある強い願望を後押しするだろうか。

これらの段階をそれぞれ見ていきましょう。

最も大切なこととつながる

不健康な思考パターンや行動パターンを変えるために、自分の根源的意思および価値観とつながることから始めましょう。私の場合、人生で一番大切なことは何かと自問したら、平和と愛に満ちた人間関係と答えるでしょう。自分自身とこの世界のために私が根源的に切望していることはと問えば、もっと思いやりにあふれた世界と答えます。あなたが同じことを自問したら、どのような答えが思い浮かぶでしょうか。正解はありませんが、ときには、ふさわしいとは言えないことで納得している場合があります。たとえば、あなたの根底にある望みがより多くのお金や好きな仕事につくことであれば、これらの望みがより根源的な強い願望を示しているかどうか、自問してください。

自分が何を望んでいるのか確信したら――自分自身に最も大切なことを示すことができたら――この望みを精一杯具体化している自分を思い描いてみます。この意思を実行することで、生活の中で感じる感情や感覚、気持ちを味わいます。身体、心、頭の中ではどのように感じているでしょうか。目を閉じて、息を吸い、もし役に立つなら「安らぎ」「幸せ」「愛」あるいは「生き生きとした生活」などの言葉やフレーズを口にしながら、自分の意思についてじっくり考えてみます。自分の意思を書き留めておき、定期的に見直します。根底にある意思やその日やりたいことをじっくり考えることから、毎日を始めたくなるかもしれません。また、一日を通じた日常的な体験を、立ち止まって、最も大切なものは何かを思い出すきっかけとすることもできます。たとえば、運転中に信号が赤になったら、イライラしながら待ったり携帯電話をチェックしたりする代わりに、深呼吸を二回して具現化したい意思についてじっくり考えるとよいでしょう。

何が妨げとなっているか認識しよう

次に、根源的意思の実現を妨げうる思考パターンや行動パターンについて考えてみましょう。たとえば、仕事でくたくたになりすぎて家族との時間が少ししかとれないというような、自分と自分自身や最愛の人とを切り離し続ける行動はないでしょうか。ネガティブな自己判断や自分には価値がないという思いこみのせいで、有意義な変化を遂げられると信じることができなくなってはいないでしょうか。これらのパターンについて考えたとき、どのように感じるでしょうか。どのような身体的感覚、感情、思考があるでしょうか。もしかすると、腹や胸の張りや呼吸の苦しさに気づくかもしれません。そうしたら、これらの感覚が勝手に現れたり消えたりするままにして、優しさと関心と受け容れる気持ちをもって、向き合いましょう。

ときには、最も大切なことに近づくのを妨げる習慣は、ドラマチックでもあまり明確でもないこともありますが、依然として、ストレスや不満、苦しみ、あるいは、自分自身と十分に結びついていない感覚の原因となります。

何年か前、私は、毎晩仕事の後に、家でワインを二、三杯飲む習慣がありました。それは比較的、害がないように思われました。ワインに大金をつぎ込んでいるわけではありませんでしたし、少々酒を飲むぐらいは「問題」とは思えませんでした。しかし、より十分に注意を払って考えてみると、毎晩の飲酒の習慣に一種の「依存」を感じたのです。私は一日の仕事から解放されるような気分になり、ワインを飲むことを楽しみにしていました。一方で、いくつかの心配事もありました――退社しながら、家にワインのボトルはあるだろうか、買いに店に立ち寄らなければならないだろうかと思ったものでした。また、一、二杯のワインのない夜は、楽しみが減ってしまうだろう、楽しみが恋しくなるだろうという気がしていました。

身体的な緊張を伴う不安感は、注意を払う必要があることを示しています。そこには、不安の念やいくらかの執着がありました――それは、ブッダが説いた四つの真理〔四諦〕の最初の二つ（苦しみ〔苦諦〕、そして苦しみの原因である執着〔集諦〕）です。

そのうちに、（頼りにしていたいつもの習慣がないという戸惑いもありましたが）強い意思や注意力をもって、夜の飲酒の習慣をやめました。たまに、無意識や習慣からではなく、意識的に選択をして、ビールやワインを飲むことはありました。振り返ってみると、私が諦めたものは、ワインではなく、事実上は欲望――夜にリラックスして安らいだ気分になるためには二、三杯のワインがなくてはならないという気持ち――であったと思っています。習慣が変わったことで、背負っていた荷物を下ろしたかのように、安らいだ気持ちになりました。さらに、夜、習慣的に飲酒したいという思いがなくなり、以前より気持ちが落ち着いています。

あなたが精一杯に生きている、自身の根源的意思とつながっている、と感じるのを妨げているものは何でしょうか。

その時々の意思と結びつこう

自発的な行動の一つ一つに、意思が先行します。それでも、無意識に習慣で行動する場合、自分の意思に気づかないかもしれません。たとえば、掻くという動きに先立つ意思に気づくことなく、掻いてしまう。反射的な反応で何か言って、自分の言葉が及ぼす可能性に気づいていない。完全に無意識に冷凍庫に行って、半パイント〔一パイントはアメリカでは約四七三ミリリットル〕のアイスクリームを食べてしまっていたことにふと気づく。

自分が体験することは、いつだって、外部要因はもちろん、過去の意思と行動の結果でもあるのです。たとえ何が存在するとしても、ここにあるのです。つまり、今ここにあるものは、高揚感、頭痛、悲しい気分、もしくは安らぎの感覚であっても、変えることはできません。しかし、ここにあるすべてへの反応の仕方を選び、この瞬間への向き合い方によって将来の満足な生活のための種を——あるいは、その代わりに、苦しみの種を——蒔くことはできます。もし、そこに確かに存在しているという実感や、マインドフルネスな気持ちをもってこの瞬間に向き合えば、将来の幸せや満足な生活を作ることができます。そして、もし、根源的意思が安らぎを求めているのならば、この瞬間にも安らぎをもたらすことができます。ドロシー・ハントは、彼女の詩「安らぎとは、判断を加えない、この瞬間のこと（Peace Is This Moment Without Judgment）」の中で、この存在感の質について、次のように表現しています。

安らぎのためには、戦争の終わりが必要だろうか
もしくは、虎は野菜だけを食べろとでも？
上司、配偶者、自己が不在であれば安らげるのか
ここではない、どこか他の場所に安らぎはやってくるか
いまではなく、いつか今度だと
自分の心ではなく、誰か他の人の心にあると

安らぎとは判断を加えない、この瞬間のこと

それがすべて
すべてを喜んで迎え入れる心のゆとりにある、この瞬間
安らぎは、
何か他の方法をすべき、とか
何か他のことを感じるべき、とか、
自分の計画に沿って人生を展開していくべき、とか考えることのないこの瞬間
安らぎとは判断を加えない、この瞬間
すべてを喜んで迎え入れる心のゆとりにある、この瞬間

(Hunt, n.d.)

この、あるいは、あらゆる瞬間に、どのような行動や反応が、自身に根源的意思をもたせ、不健康な習慣を捨て去ってより役に立つ習慣を育む助けとなりえるでしょうか？

意思――ブッダの探求

第二章では、ブッダの人生においてカギとなる要素を説明しました。ブッダになるまでのシッダールタの旅は、意思の力の最も明確で、最も素晴らしい例の一つを示してくれました。

すべてのブッダの行動——出家、放浪しながらの托鉢、高名な師らのもとでの学び、厳しい禁欲の実践——は、「自由は可能か」という問いに答えるためのものでした。しかし、彼の探求はその問いを解決せず、苦行は内なる二元性を深めただけでした。しかし、彼はそれらの体験から学び、勤勉に探求を続けました。北インドのある木の下で座って瞑想しながら、彼は、自由は、自分たちの外からではなく、あらゆるものへの執着を手放すことによってもたらされる、と悟りました。その後、彼はブッダ、つまり、自分自身の意思と努力を通して、苦しみの終わりを悟った人として知られるようになりました。

実践三　習慣を利用して意思を養う

来週の一週間、人生において最も大切なもの——つまり、自分自身や自分の人生、そして世界のための根源的願望——を振り返る時間を毎日とってみましょう。自分の意思を書き留め、その日のうちに振り返る時間を見つけましょう。

意思と行動の方向性を一致させるために役立つ二つの実践を紹介します。もし気に入ったなら、音楽を使ったガイド付きの瞑想をしながら行なってもよいでしょう。音楽は本書のウェブサイト http://www.newharbinger.com/32370 からダウンロードできます。

安らぎと幸せを妨げる習慣に気づくこと

根底にある意思や価値観と調和しない思考や行動をとるきっかけとなる状況、人、ニュース記事、世界のできごと、もしくはその他のあらゆること、何もかもに気づくように一日を過ごしましょう。困難だと感じるような状況や、望ましくない行動をとっているときには、どのような類似点があるでしょうか。ケーブルテレビのニュースを見ることで、怒りや正義感、批判的な気持ちを感じてその場を去ってしまう人もいます。また、何かを待たなくてはならない状況が、焦りやイライラする気持ちに拍車をかけるという人もいます。ストレスや不安な気持ちが飲食や喫煙、買い物への欲求を起こしたり、他の習慣的な行動で不快な気持ちを和らげるという人もいます。

感じた衝動やきっかけへの典型的な反応の仕方とは、どのようなものでしょうか。難しい状況や感情、判断に直面したとき、心をコントロールできなくなるような考え、たとえば、不安な気持ち、恐れ、怒り、もしくは批判的な考えなどにとらわれたことはないでしょうか。あるいは、ぐずぐず先延ばしにしたり、「ぼんやり」したり、インターネットをしたり、テレビを見たりすることはないでしょうか。ネガティブで、つらく、困難な気持ちになったとき、安らぎや安心を欲するのは当然です。食べ物や飲酒、性行為、仕事、その他の心を落ち着かせることに、安らぎを求めたりはしないでしょうか。

これらの反応のパターンのうちの一つを選び、それと関連する感覚や感情、考え、そして信念をできるかぎり詳しく理解しましょう。

●感覚――最初に、感覚的に反応せざるをえないと感じたとき、身体において気づくことは何でしょうか。「胸苦しさ」や「浅い呼吸」「筋肉の緊張」「動きたい、何かをしたいという気持ち」など、気づいたことに名前をつけると役立つでしょう。これらの感覚をただ感じ、あるがままに向き合います。

●感情――次に、感情的な反応が引き起こされたと感じたときに、どのような感情や心の状態を感じるでしょうか。もし役立つなら、「心配」「判断」「怒り」「イライラ」「欲求」「退屈」など、名前をつけてみましょう。そして、身体的にこれらの感情や心の状態をどのように感じているか注目します。感情と同時に生じる思考に注目し、感情のままに、思いやりと受容の心をもって向き合いましょう。

●考えや信念——最後に、思考や信念で反応しなければならないと感じたとき、どのような考えや信念や物語が思い浮かぶでしょうか。体の感覚や感情からその考えを紐解いてみましょう。このような感情には打ちのめされるかもしれません。「Xが必要だ」「Yがあれば、ずっと気分が良くなるかも」「仕事し、計画し、進み続けなければ、何かとても悪いことが起こる」。こうした考えや信念をも思いやりと寛容な気持ちで受け容れましょう。考えを書き留め、（比喩的に言えば）頭をたれ、あるがままにしておくことで、そうした考えはあなたを打ちのめすようなパワーを失い始めるでしょう。

新しく、より健康的な習慣を育むこと

根源的な意思や体重を減らしたり、日常的に運動したりするなどの新しい目標をいかに定めるか、じっくりと考えることが、この意思を後押しします。

一　この目標を達成し、この新しい習慣を育むために、具体的な計画を作成しましょう。何をするのか。いつ。どのように。どこで。たとえば、目標が体重を落とすことであれば、不健康な食べ物を避けて、より栄養のあるものを食べ、日常的に運動するといったように、この目標を達成するのに役立つ具体的な手順と行動を考えましょう。たとえば、

●買い物に出かける前にリストを作り、健康に良い食べ物だけを挙げて、リストにあるものだけを買って衝動買いはしないと決意する。
●仕事から帰ったら、毎日、猫に餌をやり、それから、スニーカーを履いて、近隣や公園を三〇分間散歩する。
●毎日、仕事に健康食品を持参し、食べたい衝動にかられても、自販機でチョコレート菓子を買わないようにする。

二　健康的な行動をしているとき、どのように感じるかを思い描きましょう。自分の意思と一致する、この行動をとっている自分自身を想像したとき、何を見、聞き、嗅ぎ、味わい、考えるでしょう。このような感情、感覚、イメージ、考えに身を任せましょう。研究では（たとえば、Morris, Spittle, and Watt 2005）、ある特定の行動をしている自分自身の姿を思い描いたとき、実際にその行動をしているときと同じ脳の部位が活動していることが証明されています。たとえば、シュートを決めるイメージを描くことは、バスケットボール選手が新しい脳内経路を作ることに役立ちます。

三　この新しい、より健康的な行動を実行するにあたり、潜在的な障害をできるだけ詳細にイメージし、そして、もしその障害が起きたら、そのときは、どうやってこの困難を乗り越えるかイメージしましょう。たとえば、目標が、より健康的な食品を食べて体重を減らすことであるならば、障害となるのは、スーパーマーケットでお気に入りのお菓子を眺めながら、特定の棚の通路を歩くことかもしれません。その通路を避けるか、あるいは、棚の間を歩きながら、自分自身の呼吸と身体の状態に意識を向けて通り過ぎるのか、選択して、その障害に立ち向かう自分自身を思い描いてみましょう。

スタンフォード大学の心理学者、ケリー・マクゴニガルは、新しい習慣を育み、設定した目標を達成するために役に立つ、六つの問いかけを提案しています。

一　自分にとって最も重要な目標は何か？

二　この目標を実現するための根源的な動機は何か？

三　どのような具体的な行動がその動機を履行しえるのか？

四　いつ、どこで、どのように、その行動を行なうつもりなのか？

五　その行動に対する最大の障害は何か？

六　その障害を取り払い、打ち勝つためにはどのような行動をとるだろうか？

（McGonigal 2012）

意思の力――最も大切なものは何か――まとめ

あなたが不健康だったり好ましくなかったりする習慣を変えたいと願うのであれば、そのカギとなるのは、意思の力です。なぜ自分の生活を変えたいのか、そして変化することが自分自身と自分の根源的願望とをどのくらい近づけるのか、はっきりと分かっていなければ、なじんだ思考パターンや行動パターンが勝るでしょう。深く染みついた習慣を変えるためには、自分にとって最も大切なものと、根源的願望の邪魔になる思考パターンや行動パターンとをはっきりと理解したうえで、変化を起こす行動をとる決意をしなくてはなりません。

次の三つのステップが、不健康な習慣を変えるのに役立つでしょう。

一　あなたの人生で最も大切なものは何かを考え、根源的意思を明確にする。そして、その意思と行動や生活とを一致させることを決意する。

二　最も大切なものにとって邪魔な習慣を明らかにし、変化しようとする意思を固める――マインドフルネスを導入して、古い習慣を変え、新しくより役に立つ習慣を育む。

三　その時々に感じることに意識を向けながら、意思を確立し――そしてそこへ立ち戻り――、根源的願望をより深く理解する。習慣的な考え方や行動を放棄するというよりは、むしろ今この瞬間を体感し続けることを選択する。

第四章　「ゲスト」を歓迎する

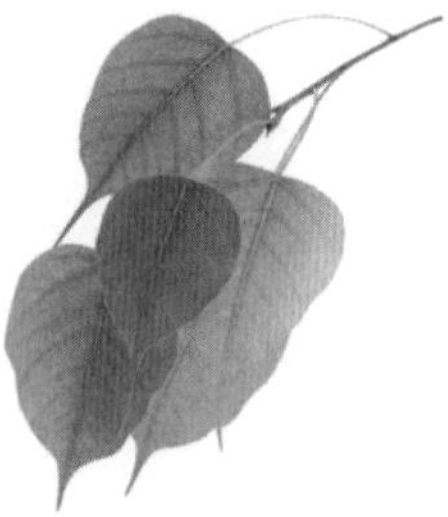

「開拓地」

全世界を救うとか　大それたことはしなくていい。
代わりに、人生という密林に　開拓地を創造するのだ。
　そしてその地で根気強く待つのだ。
あなた独りで歌うあなたの歌を　手のひらの器で受けて、
　あなたがそれに気づくまで。
　そのときになってようやく分かるだろう。
この救うべき世界のための　自分自身の捧げ方が。

——Martha Postlethwaite

根源的な価値観や願望と一致しない行動をするとき、人はストレスと苦しみを感じます。無意識に食べる、電子機器を利用した不毛な気晴らしに夢中になる、といった、不健康と分かっていることをしているとき、やっていることと思い通りの生き方との間にギャップを感じ、苦しみます。そして、苦痛が伴います。もし、自己批判や自己評価を加えるとしたら、そんな行動をするなんて、自分は欠陥があるだめな人間だと思い込むかもしれません。

ある男が、ニューキャッスルに行きたくて、行き方をある人に聞きました。聞かれた人は、こう答えました。

「ニューキャッスルに行くとしたら、そもそもここからは出発しないなぁ」

どこか違うところから出発できたらいいのに、と願うことはよくあります。もし、ダライ・ラマの平静さ、ネルソン・マンデラの寛容さと、マザー・テレサの慈悲さえあれば、私たちはずっと容易に安らかに、寛大に、そして優しくなれるでしょう。しかし、もし自分の人生における安らぎと自由を知りたいならば、今いるところから出発するしかないのです。

第二章で学んだように、四諦の一番目である苦諦（苦しみの存在）は、苦しみを認識することの重要性を説いています。このように認識することは、出口を見出すためには不可欠です。同様に、有害な習慣や好ましくない習慣に意識を向け、その存在を認めることは、そうした習慣を変えるための第一歩です。

起こるべきではないことが起きていると考えるのをやめ、本当のことなんだ、つらいことなんだと認識するようになると、思慮深くなり、より大きな自由を得るための重要な一歩となります。

しかしながら、習慣は簡単には変えられません。新しい思考パターンや行動パターンを新たに作り出すには、まず自分の引き金、つまり行動のきっかけになる、けしかけるものに気づく必要があります。いったん自分の引き金に気づけば、いつもの習慣にふけりたいという衝動にかられても、常に二つの選択肢をもつことができます。

- 一つは、習慣となっている行動を実行すること。
- もう一つは、今自分が抱える気分、感覚、思考のままに、習慣となっている行動を実行しないという選択をすること。

二つ目を選択した場合、具体的な行動につながらないだけではなく、体験していることに目を向けて、衝動をやり過ごすことにただ時間をかけることになるかもしれません。あるいは、ドーナツ屋まで歩く代わりに公園の中を歩くというような、より健康的な対応につながるかもしれません。このようにして、価値観や意思が方向性と一致した、新しい思考パターンや行動パターンが作り出されるのです。

不健康な習慣に従いたい衝動に駆られたときには、次のように自問するとよいでしょう。もしこのクッキーを食べなかったり、このタバコを吸わなかったりしたら、何がわが身に起こるだろうか。どのように感じるだろうか。

マインドフルネスの訓練は、あるがままの自分の体験に心を開くことから始まります。しかし、マインドフルネスは、体験に対する意識を育む手法をはるかに超えたものです。それは、あるがままの生活に、全面的に心を開いて関わる姿勢――思いやりと寛容な心をもって、自分が感じ、向き合っていることすべてを受け容れること――です。

感情とともにあろうとする意欲――メールチェックで気を紛らわせないで悲しみを感じる、タバコに火を点けてつかの間の息抜きをすることに頼らずに渇望を味わうなど――は、好ましくない習慣を変えさせるものです。このような意欲があれば、わが身に起こったことは、たとえどんなにつらいことであっても、すべて一時的なことなのだと受け止めやすくなります。さらに、わが身に起こったことによって、自分がどんな人かが決められるわけではないのだと思いやすくなります。もし、痛みや悲しみを感じたり、恥をかいたりしても、このような嫌な感情や感覚が何か自分のことを意味づけしているのではないか、と思わずにいられるのであれば、天候が移り変わるのと同様に、そのような感情や感覚をただ受け止め、やり過ごすことができるでしょう。

あるがままを肯定し、受け容れる心構えを養うことが、不健康な習慣を変えるカギとなるのです。一三世紀のスーフィ教徒の詩人マウラナ・ジャラル・アル・ディン・ルミが「ゲストハウス（The Guest House）」という詩の中で、この受け容れる心構えを表現しています。

人間であることはゲストハウス
毎朝新しい客がくる。

喜び、沈鬱、卑劣、
つかの間の気づきも
思いがけない訪問者としてやってくる。

それらすべてを歓迎し、もてなそうではないか！
たとえそれが悲しみの一団で
家を一掃し、
家具をすべてなくしてしまっても
それでも一人ひとりに立派なもてなしをしようではないか。
もしかすると訪問者は新たな喜びのために
あなたを空にしているのかもしれない。

邪悪な考え、恥辱、悪意、
皆、笑顔で出迎え、

招き入れよう。
誰が訪れようと感謝せよ、
皆、はるか彼方からの案内人として
送られてきたのだから。

(Jalāl al-Din Rumi 2004, 109)

このように自分の体験を受け容れれば、真実に帰依します。もはや、体験あるいは人生に悩むことはありません。イエズス会員で作家・哲学者であるアンソニー・デ・メロは、自由や悟りは「避けがたいこととの絶対的な協力関係」であると言っています（Adyashanti 2008, 157）。言い換えれば、今この瞬間が異なった状況であればと願ったとしても、これが現時点のものごとのありさまなのです。この真実と戦うことは、すなわち苦しむことです。この瞬間――この心情、感覚、気分、感情、あるいは考え――に評価を加えたり、抵抗したりすることなく心を開くことが、自由への入り口であり、好ましくない習慣を終わらせる道なのです。

《マーサのストーリー》

マーサは、私が受けもつ週一回の瞑想のクラスのメンバーです。あるとき、彼女は仕事に行く途中で交通渋滞に巻きこまれました。その日は、立て続けに会議があり、スタッフメンバーとの課題の多い話し合いも控え、忙しく、大変な日になりそうでした。彼女はイライラして不安になりました。無意識に手が携帯電話のほうに伸び、メールをチェックしようとしました。しかし、マインドフルネスの習慣があったため、彼女は躊躇しました。メッセージをチェックしたいという衝動に意識を向け、肉体感覚と感情――胃のこわばり、電話で気をそらせば和らぐかもしれない焦燥感、閉塞感、不安な気持ち――に注意を向け、そして、こうした感情をもち続けることにしました。楽しいわけではありませんでしたが、その感情が長くは続かないことに気づいていました。その日、まだやり残している仕事に考えが移りますが、身体的な感覚と呼吸に気持ちを戻すことにしました。それらの感情の中で呼吸し、感覚の波が行き来するのを感じました。

いつの間にか、マーサは落ち着きました。渋滞には巻き込まれていますが、なんてことはありません。車の中は暖かく、快適です。足踏み状態ですが、これが現実だといったん認めると、渋滞のせいで苦しむ必要はないことに気づきました。今日の残りの時間はまだ先のことで、そのときに考えればいいのです。隣の車線の運転手が目につきました。彼は、メールを打つのに大忙しでした。マーサは笑いました――運転手のことを笑ったわけではありません。人は心のもちようで、安らぐこともできれば、その代わりにストレスを感じ不安に陥ることもできるのだということがおかしかったのです。「私だって、このように物事の本質を忘れることもあるだろうと思うけれど、今この瞬間にいつでも戻れると分かっているのはありがたいわ。言い訳を考えたり、将来のことを案じたりすることをやめれば、今ここに自由が手に入るのだと知ったから」とマーサは後日、語りました。

心身をリラックスさせる

わが身に降りかかっていることに正面から向き合うと、人生の問題はぐっと少なくなります。何が起こっても、落ち着いて対処することができるからです。困難で、厳しく、つらい体験は、困難で、厳しく、つらいままですが、不幸の元凶――起きてはならないこと――というよりむしろ、乗り越えるべき課題として受け止めることができます。

自由と安らぎは、わが身に起こることより、体験への向き合い方と対応の仕方次第であると気づくと、精神的な生活における深い洞察が得られます。ナチ強制収容所を生き抜いた有名な心理学者であるヴィクトール・フランクルは、どれほどの極限状況においても、どう応えるかを決める自由はあると述べています。

> 強制収容所にいたことのある者なら、点呼場や居住棟のあいだで、通りすがりに思いやりのある言葉をかけ、なけなしのパンを譲っていた人びとについて、いくらでも語れるのではないだろうか。そんな人は、たとえほんのひと握りだったにせよ、人は強制収容所に人間をぶちこんですべてを奪うことができるが、たったひとつ、あたえられた環境でいかにふるまうかという、人間としての最後の自由だけは奪えない。
>
> (Frankl 2006, 86-87.　池田香代子訳『夜と霧』二〇〇二年、みすず書房、一一〇－一一一頁)

とはいえ、極端なトラウマ経験がなくても、探求すること、つまり自分の経験に果敢に向き合い、ゲストを受け容れるという訓練によってこのような悟りの境地に至ることができます。

しかしながら、「ゲスト」の中には激しく、乱暴で、強烈なものもあるでしょう。「生存脳」からは神経系に逃げろ、闘え、もしくは、動くな、というメッセージが発せられます。そして、前頭前野皮質――脳の中でも発達した、進化上最近できた部位――から発せられる「すべて大丈夫」と相反するメッセージは、闘争・逃走メッセージの緊急性と比べれば、あまり重要ではありません。身体感覚が極度に緊張したり、不安や恐怖の感覚、悪いことが起こるのではないかという思考により動悸が引き起こされたりするパニック発作について考えてみてください。そのような「ゲスト」をひたすら受け容れるのは決して容易なことではありません。

そこで、できるだけ心身をリラックスさせて穏やかに落ち着き、自分の身に起きていることに心を開きやすくするような状況を作り出して、マインドフルネス瞑想の実践に取りかかると有効です。以下で紹介する実践法は、リラックスし、落ち着き、起こることを受け容れやすくするためのものです。瞑想の時間のはじめに、続けて実践することもできますし、もし時間が限られているならば、好みに応じて一回、あるいはそれ以上、実践してもよいでしょう。解説付きの瞑想は、たいてい一五分程度です。そのくらいの時間が初心者の瞑想にはおすすめです。定期的に瞑想する習慣がついたら、タイマーをセットして一五分、二〇分、三〇分、あるいはそれ以上瞑想するとよいでしょう。

実践四　落ち着くことと受け容れること

瞑想のたびに、静かな場所を見つけ、椅子（あるいはベンチやクッション）に心地よさを感じるように座りましょう。背中をまっすぐ伸ばしたまま、肩をリラックスさせ、手はひざ（あるいはすねやふともも）に置きます。そのとき、胸を張ると楽に呼吸ができるでしょう。目はそっと閉じます。あるいは、目を開けたままにして、ぼんやりと焦点を合わせず、視線を約一メートル前に向けてもよいでしょう。

次に、身体の内側に注意を向けます。息が鼻腔を通り抜けることや胸部や腹部が上下することで、呼吸を感じましょう。衣服の内側と身体の表面が触れているのを感じましょう。

深いリラックスした呼吸

たっぷり深く息を吸って、肺を膨らませます。息を吐く前に数秒止め、肺の中が空っぽになるまでゆっくり息を吐きましょう。ふたたび息を深く吸って、身体中を空気で満たして、そしてゆっくり吐き出します。息を吐き出しながら、自分のストレスや心配事がすべて放出されているとイメージしましょう。ふたたび深く息を吸って心身を落ち着かせます。息を吸ったり吐いたりしながら、「落ち着いて」と小声で言うのもよいでしょう。あるいは、「吸って、身体が落ち着く。吐いて、心が落ち着く」と言ってもよいでしょう。何度か、深くリラックスした息を吸ったり吐いたりし、その後、呼吸を自然なリズムに整えます。

身体のリラックス感を高める

意識を内側に向け、身体をスキャンしてみます。まず頭皮から始めて、顔、胴体、次に下半身へ。そのとき、身体のどこかに緊張感があれば、そこを緩めましょう。

リラックスして息を吸って、多くの人にとって緊張しやすい部位である目や顔や舌、あご、肩、首の後ろ側、背中の上部に特に意識を向けます。次に、緊張したりストレス状態になったりすると、力を入れてしまいがちな、胸や腹へ意識を向けましょう。腹を楽にして柔らかくします。そして、リラックスした状態の腹に息を吸い込みましょう。意識を腹から股間、足、ふともも、ふくらはぎ、足先へと移し、それぞれの部位を順番に緩めます。そして、ゆっくりと意識を身体に戻します。まだ緊張が感じられる部位があれば、そこで止まり、それからリラックスして楽に息を吸い、自然な柔らかさを取り戻してあらゆる緊張を解き放ちましょう。さあ、身体全体に意識を向け、くつろぎ、すべてを受け容れて、リラックスしましょう。

笑顔を心がける

楽な心地よい姿勢で座り、口角と目尻の筋肉を動かして顔に微笑みを浮かべると、どのような気持ちになるでしょうか。微笑むことによってリラックスし、ストレスが和らいだからといって、ものすごく幸せを感じたり、大喜びしたりする必要はありません。微笑みを促すことが、安全で満足な生活を送っているというメッセージを脳や神経システムに送ってくれます。

自分を幸せな気持ちにしてくれる人や、安らぎとくつろぎを感じられる場所を思い起こすのもよいでしょう。微笑みがもたらす身体の感覚の変化を感じるようにします。さあ、微笑むことで、何が起ころうとも受け容れたいとどれほど願っているかを表現しましょう。凝った肩に微笑み、不安を受け容れて微笑み、生じてくる喜びや悲しみにも微笑みましょう。「ゲスト」を歓迎しましょう。そして、瞑想中のどんなときにも微笑みに戻りましょう。もちろん、日常生活のどんなときにも。

「私は……に気づいている」

私たちの多くは、考えにふけったり、身体や感情、生きているという実感から引き離されたりして、多くの時間を過ごしています。チベット仏教の教師であるチョギャム・トゥルンパは、人間の毎日の状況を、「散漫な思考の巨大な交通渋滞」と表現しています（Trungpa 1999, 66）。直接体験することをもっと意識し、現在をより充実させて生きるための、単純かつ効果的な実践法は、その時々に気づいていることを書き留めることです。

これは、ほとんどどこでも行なうことができる瞑想です。つまり、快適な姿勢で座り、気づいたものすべてに意識を向け、音、感覚、感情、考え、味、匂い、そして意識に入ってくるイメージに名前をつけ、書き留めます。「私は……に気づいている」と言うのでもよいですし、あるものすべてを、「腹のこわばり」「交通の音」とただ書き留めてもよいでしょう。

これは、五分間の「〜に気づいている」瞑想をロンドンから戻る飛行機の中で行なった際の記録です。気づいている……エンジンの音、胸と腹のこわばり、深呼吸、吸気、目の周りのこわばり、深呼吸、子どもの声、誰かの咳、こわばった咽喉、誰かの声、エンジンの低い響き、リラックス、キーボードに置いた両手、空気の涼しさ、閉じ込められた感覚、咳、リラックスした呼吸、キャビンの暗さ、スクリーンの明るさ、ふと浮かぶ詩の一節、家に帰るのだ、母親に会おう、目元の悲しみ、吸気、鼻に涼しい空気、声、限られたスペースの両手からでたらめに打たれる文字、眠さ。

そして、コーヒーショップでの実践。腹のこわばり、ラジオから流れる歌、歌で楽しい気持ちになる、声に気づく、口の渇き、コーヒーの味、ドアが開閉できしむ音、「ドアに油をさせばいいのに」と思う、バリスタの高い声、相席いいですか……？　と問う人、「どうぞ」うなずいて微笑む、ラジオから楽しい歌、歌手は誰だっけ？　ドアがきしむ、きしむ音で腹がこわばる、歌、ペンが指に押しあたっている、きしむ音、客達に目をやる、コーヒーショップはあっという間にいっぱいだ。

この実践法のすばらしい点は、ただ気づき、書き留めることができたら、「間違い」は一切ないということです。すべてのことは起こって、しばらく留まって、過ぎ去っていく、ということを理解する助けとなります。今ここにあるどんなものにも気づいて、しがみついたり、払いのけたり、判断を加えたりしなければ、安らぎと幸せを感じ、ストレスと苦しみを軽減することができます。

「ゲスト」を受け容れる——まとめ

マインドフルネスは、今いるところから始めること、つまり、この瞬間、この体験は「このようなものだ」と認めることを促します。あるがままの、今この瞬間に心を開くことから生まれる力と自由があります。体験、衝動、考え、たとえそれが苦しいもの、あるいは楽しいもの、喜ばしいもの、あるいは悲しみをもたらすものであっても、しばらく訪れる「ゲスト」とイメージすると分かりやすいでしょう。かなり困難な体験さえも歓迎する心構えがあれば、個人的な面が薄れ、たいした問題ではなくなり、まるで、強烈であっても移ろっていく気象現象のようになっていきます。刺激、強い感情、困難な身体感覚や頑固な思考を、習慣となっている不健康な習慣に逃げることなく、そのまま体験できると分かるでしょう。

心身を落ち着かせるのためにある程度時間をかけ、平穏で安心な感覚を養うと、どのような体験にも立ち向かうことができる状態に達する助けにもなります。

第五章　マインドフルネスな姿勢を養う

君がなにか外的の理由で苦しむとすれば、君を悩ますのはそのこと自体ではなくて、それに関する君の判断なのだ。ところがその判断は、君の考え一つでたちまち抹殺してしまうことができる。

——Marcus Aurelius, Meditations

（神谷美恵子訳『自省録』二〇〇七年、岩波書店、一五八頁）

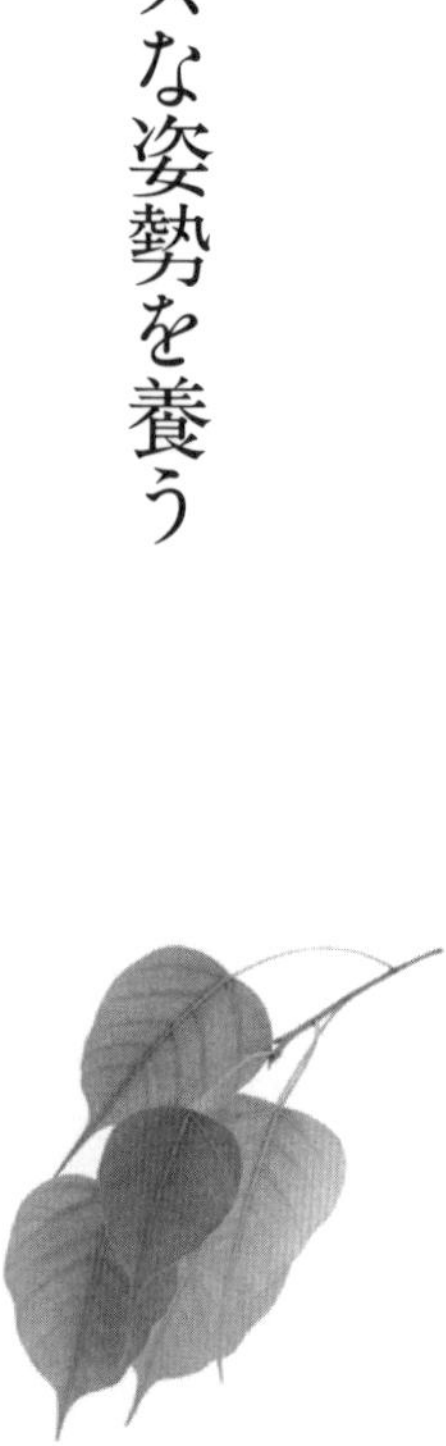

第六章でより詳しく述べますが、自分の直接体験に注意を払うことは、マインドフルネスの核心に近いものであり、不健康で好ましくない習慣を変えるのに欠かせません。でも、それだけでは十分ではないのです。抜け目なく注意を払うことで、ここぞというときに、後になって自責の念にかられたり、人間関係を壊したりするような人を傷つける発言をすることもできます。スリや強盗は、成功裏に犯罪をやり遂げるために強い集中力や注意深さを発揮しますが、一方で、被害者や自分自身に及ぶ害については気にかけません。熱心な瞑想者は、深く集

中した状態に至ることができるかもしれませんが、もし寛容さや自分を労わる気持ちを養うことなく、痛みを伴うつらい感情や精神状態を抱えてしまったら、心を集中しただけでは解決できず、瞑想の効果に幻滅したり疑い深くなったりしてしまうのではないでしょうか。

自らの意思が、非常に重要なのです。意思の力により、自分が最も気にかけたり望んだりしていることと、考えや行動の方向性とが一致するからです。また意思や行動は、道徳的な理解や生活の送り方――つまり、賢明で、思いやりの気持ちをもち、マインドフルに暮らし、行動すると決意すること――に導かれなければなりません。そのようにしないと、――もしマインドフルネスが注意を集中させるだけのことならば――危害を加えるような習慣を続けてしまうばかりか、一層それに集中することになりかねません。より根源的なレベルで、この考えや行動は自分や誰かに満足な生活、恩恵、幸福をもたらすのだろうか？　それとも、苦しみや危害を加えるのだろうか？　と自問しなくてはいけません。そうすれば、満足な生活や安らぎ、調和につながる選択をし、害を及ぼしかねない選択を避けることができるでしょう。

同様に欠かせないのは、自分が体験していることに向ける態度と資質です。瞑想中あるいは日常生活を送りながら、今この瞬間にどのように向き合っているか？　今ここで自分の体験に反応している気持ちと心はどのような資質であるか？　と問うてみましょう。これらは、いつでも自問できる重要な問いです。

心理学では、態度は、ある特定のこと――たとえば、人々、場所、状況――に対する好悪を判断するために後天的に獲得された特質であるととらえられています。それゆえに態度は変えられるのです。同様に、仏教の考え方でも、マインドフルネスの実践でも、態度は変えられるものととらえられています。より幸福で満足な生活に資するような態度を養い、ストレスや苦しみにつながるような態度を捨て去ることができるのです。

これまで学んできたように、自分の体験にマインドフルに接するうえで中核となるのが、まさに展開している今この瞬間を受容する態度です。この受容性は、「自分の体験を歓迎すること」「受け容れること」「許容すること」「現状を肯定すること」「抵抗しないこと（あるいは判断を加えないこと、執着しないこと）」「心を開いていること」「体験とともにあること」あるいは「あるがままにしていること」などとさまざまな形で表現されます。これらの言葉、フレーズ、イメージは、すべて同じ心の態度や資質――今この瞬間との葛藤を終わらせ、この瞬間のあるがままの状況に心を開くこと――を示しています。このことは、受け身の姿勢ということではなく、むしろ自分が体験していることに対して、創造的かつ能動的に関わるということなのです。

以前、運転中に、私は自分の中で、何かが変化したことに気づきました。運転しながらイライラすることが多くなり、他の運転手は「自分を邪魔するもの」に見えるようになったのです。クラクションを鳴らす回数が増え、家に着く頃にはいつもより緊張していました。この変化を説明するのに思い当たる特定の理由やできごとはありませんでした。しかし、私は、好ましくない習慣にマインドフルな態度で対応するという講座を教えていたので、このような傾向は自分の生活の中で注意を向けるべき場面のように思われました。

自分の意思をつきつめてみると、できるだけ早く目的地に到着することだったとはっきりしました。より根源的な意図を認識すると、思いやりある思慮深い運転手でありたいという願いにつながり、目的地に安全に着くことと、他の運転手も同様であるよう望むことに専心していました。

分析してようやく、自分の態度はほとんどの場合、その瞬間に自分が感じていることへの抵抗の一つであり、その時点では未来が現在よりも重要で、緊急性が高いように思えて、未来に向けて身を乗り出していたのだと分かりました。自分の態度や体験への関わりに気づかないまま、意識の水面下で作用している衝動や感情を何もかも無意識のうちに態度に出していたのです。そして、自分が直接体験していることに注意を払わないでいればいるほど、イライラしながら運転する傾向が習慣化し、さらに、それがデフォルト・モード（初期設定）になっていったのです。

私の意思と態度が、自分の体験や生活にもたらしたいと思っている根源的な意思や態度と、どのようにかみ合っていないか確かめたので、私は思慮深く安全に、思いやりと受容の態度をもって運転するという明確な意思を確立することができました。こうして私は、私の「デフォルト」の運転方法をリセットできたのです。今では、ふと気がつくと、たとえ他の運転手の行動や予期しない交通状況に影響されていても、自分の意思を取り戻し、具現化する友好的で寛容な態度に立ち返っています。

マインドフルネスの七つの態度

ジョン・カバットジンは、マインドフルネスに基づくストレス低減の実践法に関する名著『マインドフルネスストレス低減法（Full Catastrophe Living）』（Kabat-Zinn 1990）の中で、マインドフルな意識を養うための土壌として、七つの不可欠な態度について強調して述べています。これらの七つの資質は、満足と幸せをもたらす、今この瞬間に向き合う方法を探るにあたって有効な出発点を示しています。

- 判断しないこと（Nonjudging）とは、善悪、正誤、良し悪しといった評価を加えずに、自分の体験に公平に向き合う資質である。
- 忍耐づよさ（Patience）とは、ものごとが展開するのを急かすことなく、今この瞬間と自分とのつながりを切らず、その流れのままで経験することを受け容れる態度である。

初心（Begginer's mind）とは、好奇心をもって、この瞬間にこれまで経験したことのない新しい何かと出会いたいという意欲である。禅の指導者である鈴木老師は、「初心者の心には多くの可能性があります。しかし専門家といわれる人の心には、それはほとんどありません」（Suzuki 1998, 21）と言っている。

信頼（Trust）とは、自分の判断、内に秘めた英知、成長と学びの可能性を高く評価することでもあり、かつ自分はこの瞬間に逃げているけれども、人生が展開していくにつれて向き合うことができると確信することでもある。

むやみに努力しないこと（Nonstriving）とは、賢明でバランスのとれた態度を養って、物事を進展させようと未来に向けて前のめりになっているときに、今この瞬間と自分自身とのつながりがいかに失われてしまっているかを理解することである。

受け容れること（Acceptance）とは、この瞬間と体験していることについて、判断を加えず、かつしがみついたり抵抗したりすることなく、あるがままに心を開くことである。

とらわれないこと（Letting go）とは、体験したことに対して心を開く態度を養って、体験したことへの執着やこだわりがどこにあるのかを見極め、しがみついている執着を解き放つことである。

カバットジンによる資質のリストは、マインドフルネスを実践する際に、意識して身につけるべき重要な態度を詳しく説明したもので、参考になります。他に付け加えるべき資質には、思いやり、ユーモア、安心感、決断力があるでしょう。マインドフルでいることを支える資質には、明らかな正解も完全なリストもなく、かなり重複しており、それらは互いに補い支え合っています。それらの有用性を測る手がかりは、いかに効果的に無意識から目覚め、生活により大きな安らぎと自由を見つけるのに役立つかにあります。

最も効果的に、自分の体験――今ここにあって、活発であり、かつ完全に没頭しているような状態――を受け容れさせる心の資質とは、どのようなものでしょうか。

マインドフルネスを支える三つの主な資質

自分自身の瞑想やマインドフルネスの実践においても、他の人と一緒のときも、私は、心と気持ちの資質や態度に関する次の三点が不可欠であると分かりました。

●他人に対してはもちろん、自分自身や自分の体験に対しても思いやりをもつこと。
●好奇心、あるいは自分が体験していることに対して関心をもつこと。
●良いことも、悪いことも、みにくいことも、明らかになっていくことに対して受け容れること。

では、それぞれの資質を詳細に見ていきましょう。どのようにマインドフルな状態に資し、不健康な習慣に働きかけるのに役立つのでしょうか。

思いやり

多くの人は、自分を評価したり批判したりしがちなので、自分自身や自らの体験に対して思いやりの気持ちを育くみ、身につける必要があるかもしれません。

最近、自分に思いやりをもつことがどれほど難しいか主張する学生に出会いました。彼女は、自分に思いやりをもとうとすると、「すぐに『私には、それを受け取るだけの価値があるのだろうか？　私は、それに値する評価を得るほどのことは何もしていない』ということが心に浮かぶんです」と語りました。もし、あなたが同様に、自分を厳しく評価したり、自尊心が欠けていると感じたりする傾向があるならば、心に浮かんだあらゆることに思いやりの気持ちをもって向き合うよう実践すると、自己批判の厳しい声がいつまでも続くものではないということを受け容れ、理解しやすくなるでしょう。この後の章では、これらの深く根を張った信念を省みたり（第七章）、自分の体験にセルフ・コンパッション（自身に共感し思いやる気持ち）をもって向き合ったり（第九章）するのに有効なスキルに注目し、自己判断や厳しい自己批判に働きかけるさらなる支援について触れます。

思いやりは、ネガティブな思考パターンと、真っ向から対立するものです。だから、瞑想中に自分を評価するような考え――自分は怠けものだ、集中力がない、批判的だ、など――が浮かんだら、「評価」と名づけ、できるだけ思いやりと共感する気持ちをもって胸に手をあて「許された」「落ち着いて」などと言いながら、向き合うとよいでしょう。

自己判断や批判の習慣に、その思考や判断を、間違いとはしないけれども、条件つきで非個性的な思考の動きであると認識する、思いやりの領域で向き合い続けることができれば、その習慣の険しさは和らぎ解消し始めるでしょう。

自身が体験していることに思いやりを向ければ、気持ちにゆとりが生まれ、他人の苦しみに対しても共感（コンパッション）をもって向き合えるようになります。ナオミ・シーハブ・ナイは、このことを自身の詩「思いやり」の中で、次のように表現しています。

白いポンチョのインディアン、路傍に倒れ死んでいる
そんなところに行ったなら
思いやりっていうものの、やさしい重みが分かるだろう
思ってごらん、その人が自分だったかもしれないと
その人だって他の人になれていたのかもしれないと
プラン片手に、生きるのに欠かせぬ呼吸を続けつつ
夜を徹して旅をする
そんな誰かになれていたのかもしれないと

(Shihab Nye 1995, 42)

もし、自分を思いやる訓練をしなければ、マインドフルネスは自分がダメな人間であるという意識を強めかねず、自分自身の「悪い」部分を取り除くか、変えようとし続けてしまうでしょう。これでは、自分の習慣を変えるということは、自己改善プロジェクトになってしまいます。思いやりをもてば、マインドフルな意識は、自分の人間性に対する充足感を受け容れ、自分の体験を個人的なものと見なさなくなるための助けとなるでしょう。さらに、以前の習慣にうっかり陥ってしまったり、目的に達することができなかったりしても、自分を許す余裕

をもち、罪の意識や自己叱責といった重荷を背負うことなく再びやり直す――習慣を変えようと思うに至った本来の目的に立ち返る――ことができるでしょう。

好奇心

好奇心とは、今起きていることに対して関心をもつという資質です。自分の体験に、判断を加えずに注意を払うことから自然に生じるものであり、意識して養うこともできる資質でもあります。

好奇心は、いわば退屈の解毒剤です。退屈しているときは、自分の直接体験していることとのつながりが途絶え、心の中で、これはおもしろくない、何か別のことをやっていられたらよかったのにというストーリーに至っています。この瞬間はこうあるべきではない、と心が伝えてくるストーリーを信じる代わりに、目下の心情を探求するとよいでしょう。何もかも起きてることはすべて退屈だ、という考えを手放し、自分の気持ちや身体の感覚に細心の注意を払うと何が起こるか見てみましょう。

心理学者のフリッツ・パールズは「退屈さは、注意力の欠如である」（Goldstein 1993, 80）と言っています。瞑想中、自分の呼吸に集中しているときに退屈に思うこともありますが、より一層集中すると、――鼻腔や胴体に微妙に違う感覚があることや、深く息を吐いたときの開放感を体験して――呼吸というものがより興味深いものにもなるかもしれません。同様に、単調や平凡に思えるものでも、それに注意というスポットライトを当てれば、隠されていた奥深い点が明らかになることもあるでしょう。文筆家であるヘンリー・ミラーは、この態度の変化を次のように表現しました。「何であれ、草の葉一枚であっても、細心の注意を向けた途端、それ自体が神秘的で、素晴らしく、言葉に表せないほど壮大な世界になるのである」（Chang 2006, 67）。マインドフルネス〔念覚支《ねんかくし》〕と探求〔択法覚支《ちゃくほうかくし》〕は、ブッダが「悟りの要素〔七覚支《しちかくし》〕」――自由や悟りに導く資質――として教えた七つの資質のうちの最初の二つです（残りの五つは、努力〔精進覚支〕、喜び〔喜覚支〕、落ち着き〔軽安《きょうあん》覚支〕、集中〔定覚支〕、とらわれのない心〔捨覚支〕）。

自分が今、体験していることに、好奇心を向けてみましょう。充分に意識を集中して三回呼吸し、どんな感覚や心情が込みあげてくるか――冷静さ、緊張感、安心感、度量が大きくなったような感じなど、何であれそこにあるもの――に好奇心をもって気づきましょう。

もう一つの簡単な実践法は、手のひらを開いて、それを一分ほどじっと見るというものです。細心の注意を払うと、何に気づきますか？　掌線、色、質感、形、関節の線、静脈、しわなどでしょうか？　それって、自分の手のひらを見るという考えや概念よりもおもしろくありませんか？

今度、困難な感情を感じることがあったら、その感じ方に同様の好奇心を向けてみましょう。感情に押し流されるのではなく、そこにある強いエネルギーを入念に観察してみましょう。それらは自分の身体に、どのように――こわばり、緊張感、ほてり、赤面などとして――現れるでしょうか？　潮の満ち引きのようにゆっくりと流れるものでしょうか、それとも、波のように次々と砕けちりながら打ち寄せるものでしょうか？　強くなったり弱くなったりするでしょうか、それとも、ほとんど同じ状態のままでしょうか？　ある感覚から別の感覚へと変容しながら動きまわるものなのでしょうか？

不快な感覚や気に障る感覚について知っておくことは、不健康な習慣を克服するためのカギとなるスキルです。自らの体験に気づきを向けることで、不快感との関係が変わるのです。たとえば、第一章で紹介したロイは、甘いものを食べるという自分の習慣に好奇心を向けてみた後に、このように報告してくれました。「取り組み始めた当初のいく晩かは、深夜に甘いものや炭水化物の大食いしてしまうことにまず焦点を当てました。このことは、信じられないほど有益でした。そこから多くのことを学びましたよ。前に一度学んだことは、また学ぶ必要があるということなのでしょうね。何かに依存するのをやめたいとか、習慣を変えたいとかと願うのなら、まずそれについてある程度熱心に学び、耐えることに集中し、神経を図太くし、動物学者が動物を観察するときのように対象への距離感を保ち、実体を見抜く力が得られるまでは、その依存や習慣を手放さないでいるべきなのです。今となっては明らかなことなのですが、最初のうちは驚くべき新事実のように感じたし、そして実行するのはとても難しいと思っていました」

受け容れること

自分の体験を受け容れることは、マインドフルな気づきの中核をなしています。自分の体験を受け容れず、対立していては、マインドフルでいることはできません。そして、自由であることを受け容れるためには、条件つきや部分的にではなく、誠実にそして心を込めなければなりません。瞑想の指導者であるタラ・ブラックはこのことを徹底的に受け容れることと名づけました（Brach 2003）。もし、あなたの態度が、この痛みが消え去るまで受け容れてやろう、ただし、五分間だけ、というものであれば、それは受け容れではなく、駆け引きの一種です。駆け引きをすると、体験をあるがままではなく、未来の結果——この場合、痛みが消え去ること——に焦点を置いてしまいます。痛みが去るそのときへの集中は、今のこの瞬間からあなたを引き離します。したがって、もし自分の受け容れ方が部分的であったり、条件づきであることに気づいたら、その抵抗を受け容れ、思いやりをもって対処し、感覚や感情、考えなど、湧き起こるものは何であれ、全面的に受け容れるつもりで向き合う決意を固めましょう。

受け容れることの例を示しましょう。瞑想中に、何かひどいことが起こりそうな気がする、という考えが浮かんだとします。このような考えをそのまま信じる必要はありませんが、頭の中から追い払う必要もありません。このような考えがあるということを受け容れ、思いやりと関心をもって向き合えばよいのです。そして、分析して、この考えは正しいのだろうか、この考えは、今すぐ自分の役に立つのだろうか、などと自問するのもよいでしょう。あるいは、そのような考えをただ観察し、放っておき、自分の呼吸や身体に意識を戻せばよいのです。

九〇年代の中頃、私は、ブッダが悟りを開いた場所から少し歩いたところにあるインドのタイ様式の寺院で、黙想のリトリートに参加しました。五〜六日間にわたって、座禅や歩く瞑想を実践したのですが、その間、私の中に「成果をあげ」なければならない、という感覚が広がっていました。自分には見えていない、分かっていない、見て理解しなければならない何かがある——そして、ひとたびその足りないものを「手に入れ」れば、大きな開放感が得られるだろうと思っていました。

六日目あたりで私はそれを探すのを諦めました——というか、より正確には、厳しい探求から離れました。後に残ったのは、深い安らぎと穏やかさでした。何の「成果」もなかったけれど、精神的な平和と幸福をもたらさない成果をあげるためにあがくのはやめました。チベット仏教の指導者であるチョギャム・トゥルンパはこのような道を説いています。「自由になるためにあがく必要はない。あがくのをやめること自体が自由なのである」(Trungpa 1999, 46-47)

自分が体験していることにこの三つの気づきの態度——思いやり、好奇心、そして受け容れる姿勢——を向ければ、確立された考えや行動のパターンが変容する状態を作り出せるでしょう。

マインドフルネスな態度を好ましくない習慣に向ける

第二章で概観してきたように、習慣の種類が異なれば、それに伴う感覚も異なりますが、思いやり、関心、そして気づきを受け容れることをもって対処すれば、どのような習慣であっても変えることができます。人々が変えたいと願う共通の行動が多く含まれている、主な四つの習慣――欠乏感の習慣、集中力欠如の習慣、抵抗の習慣、行動の習慣――を取り上げます。

欠乏感の習慣

欠乏感、渇望、依存という習慣には、望むものに向かわせるエネルギーと「情調」があります。心身がその対象――酒、ドラッグ、食べ物、タバコ、性行為、その他欲求の対象となるもの――に集中し、生活の満足感や幸福感と渇望するものを得ることとが結びついてしまうようになります。欠乏感の習慣に対してマインドフルに働きかけるということは、欠乏感が現れるまま、――身体、感情、そして精神に――完全に受け容れているということです。もし何かが衝動の引き金を引いたら、その感覚、心情、感情を受け容れ、肯定し、思いやりと関心と受け容れる気持ちをもって向き合うとよいでしょう。もしタバコ（または酒）があればもっと気分がいいのに、という考えが浮かんだら、思いやりをもって向き合いましょう。心身に起きていることすべてを、それに従うのではなく受け容れることを選びましょう。不快なことや気に障ること、困難な感覚を認識し、放置できるようになったら、渇望感による影響が弱くなるでしょう。自分を――「私は酒飲みだ」とか「喫煙者」とか「過食症」などと――習慣と同一視しないようになり、さらに衝動や習慣は「私」や「私のもの」ではなくなっていくでしょう。

集中力欠如の習慣

集中力欠如の習慣――数分おきに携帯電話をチェックしたり、ＳＮＳやテレビの視聴に長い時間を費やしたりすることなど――については、集中力が切れて、意図や考えとのつながりが途絶えてしまったことを自覚することが、最初の課題かもしれません。

好ましくない、または、不健康な習慣に自分の注意が移ってしまったと気づいたら――あるいは、移る前にその兆候をとらえたら――細心の注意を自分の身体的な体験や感情に向けましょう。逃れたいと思うような身体的な不快感――おそらくは、ある程度の緊張感や興奮など――が身体にあるでしょうか。この感覚や心情を留めたまま、この習慣的な行動をとらなかったら、何を感じるんだろう？　と心に問いましょう。その答えは、おそらく、緊張感やしびれ、落ち着きのなさでしょう。その体験に、思いやり、好奇心、寛大さをもって対処しましょう。このように体験に対処したとき、その感覚が、時間をかけてどのように現れたり消えたりするのかを確かめましょう。

恐れや不安感、怒りのような感情にも、同様の受容する態度で対処することができます。そして、不快な感覚を離れて、すぐに手に入る満足を得たいという考えが浮かんだら、何が自分にとって一番重要なのかをよく考えましょう。不健康な習慣を強めるような一時的な気晴らしを味わうことで、今より幸せになれるでしょうか。それとも、より満足で健康的で安らぎのある生活に近づきたいと願うでしょうか。よく考えたうえで、無配慮もしくは習慣的に行動することなく、今あるものに留まることを選びましょう。

抵抗の習慣

抵抗の習慣は、欲求不満、いら立ち、焦り、怒り、批判、その他の同様の感情・精神状態として現れ、異なる「情調」をもつ傾向があります。自分を防衛したり、脅威に抵抗したり、害を及ぼすものから自分を保護したりしているかのように感じるでしょう。こわばりや緊張感、筋肉の収縮、興奮、ほてり、その他の「闘争・逃避」

感覚〔ストレスのかかる事態に対処するための自律神経系の働き〕を感じることが、たびたびあります。それに伴う考えや信念は、この不快な状況や体験を変えるような行動をとるよう促すかもしれません。誰かが店でものを買うのに「あまりにも時間をかけすぎる」ときのイライラする状況や、遅刻しそうなのに交通渋滞にはまっている状況を考えてみてください。通常は、この人・この状況・この体験はこうあるべきじゃない、この状況を変えるために何かしなければ、この問題を解決しなければ、というような考えとリンクして、特定の筋肉――たいていは胸や腹や顔――がこわばるのを感じるでしょう。

こうした抵抗の習慣にも、欠乏感や集中力欠如の習慣と同様のやり方で対処できます。つまり、注意力をそのとき体験していることに呼び戻し、ここにあることに、思いやりと好奇心と受け容れる気持ちで対処するのです。呼吸に意識を向けると、こわばりや緊張感をほぐすのに役立つでしょう。胸に手をあてると、自分の身体に意識を向け直し、何かしなければという考えを和らげる助けになるでしょう。安らぎと幸せを願って、「安らかな気持ちでいられますように」とささやくなどして自分自身に伝えることで、困難な体験や感覚を受け止めるだけの心の余裕を作り出すことができます。ここでもまた実践すべきは、思いやりと好奇心に満ちた受け容れる態度を今ここにあることに向けることであり、つまり、習慣的な行動に陥るのではなく、直接体験していることに留まる選択をするということです。チベット仏教の指導者であるヨンゲイ・ミンゲール・リンポチェは、この選択について次のように明確に述べています。「最終的には、幸せは、心の悩みに気づく不快さか、その心の悩みに支配される不快さか、どちらかを選ぶことに行き着くのです」（Yongey Mingyur, 2007, 250）

行動の習慣

行動の習慣には、通常、常にどこかに向かっているような気持ちや、絶えず動き続けて物事を終わらせなければ何か悪いことが起きるのではないかというような気持ちが伴います。次の仕事を終えられたら、すべて大丈夫だ、と思うこともあるかもしれません。絶望的になったり、興奮したり、激しい感情をもったり、ストレスでイライラしたりするかもしれません。

これらの習慣に対しても、同じ思いやりと関心、そして受け容れるという意識をもつことで対応できます。まず、――肉体面、感情面、そして精神面で――今感じていることに立ち返ります。すさまじいエネルギーを伴ったあらゆる感覚や感情を、そのエネルギーにのまれることなく感じるよう自分自身に促します。マインドフルネスの実践は、「これを終わらせなければ、すべて破綻してしまう」というストーリーに翻弄されるのを防いでくれるでしょう。

ここで紹介した四つの習慣は、互いに相容れないというものではありません。甘いものを食べるというような、自分を心地よくするものへの渇望には、たいてい、不快な感覚――たとえば、緊張感、懸念、こわばり、しびれ――を避けたいという欲求が伴います。同様に、インターネットに膨大な時間を費やすことで、今この瞬間につながっていないときには、たいてい、潜在的に逃げようとしている不快感や不安感、緊張感があります。これらの習慣のパターン、それぞれに対する改善策はたった一つ、つまり、今ここで体験していることに立ち返り、関心と親しみと寛容な気持ちで向き合うことです。

実践五　態度についての瞑想

この瞑想法では、自分の体験に対する態度を意識することが必要です。喜んでこの瞬間に対応しているだろうか、あるいは、抵抗や評価を伴うだろうか、という自問も含まれます。この実践法は、正式な瞑想の時間にも、日常生活でのさまざまな時間にも、組み込むことができます。

心地よく座り、落ち着いてリラックスしましょう。目を閉じ、注意力を体の中で鎮めます。二、三回深呼吸し、息を吐くたびに抱えている緊張を解きます。身体をリラックスさせ、ゆっくりと身体のあちらこちらに注意を向け、緊張感のある部位をほぐしていきましょう。

一五分間、または瞑想の時間が終わるまで、受け容れ、評価しない態度で、体験していることすべてに心を開きましょう。呼吸にリラックスした意識を向けることで落ち着くのであれば、それを続けましょう。

一瞬一瞬に体験していることに意識を向け、思いやりと関心、そして寛容さ、満足な生活や幸せに資する態度を養うために、周期的に体験に意識を向け、その瞬間にとっている態度に気づいてください。どこかに向かっている途中にいるという感覚はありますか？　緊張や何かに対する防御を感じますか？　自分が体験していることに抵抗感があるでしょうか？　この瞬間との関係に心地よさと思いやりを感じていますか？　今ここにあることを歓迎し、許容する資質はあるでしょうか？　それとも、回避的な態度でしょうか？　もし自分の態度が、反抗的だったり、執着していたり、批判的だと気づいたら、意識的に自分自身や自分が体験していることへの思いやりある態度を呼び起こしましょう。胸に手をあてて、「安らかでいられますように、幸せになれますように」と幸運を願うのもよいでしょう。自分の体験に関心をもつ態度を促しましょう。私は何を認識しているだろう？　それはどんな気分だろう？　どんなことを体験していても、今ここにあることをあるがままに受け容れ、歓迎し、許容して、意識的に肯定しましょう。顔には微笑を絶やさずに、口角や目尻の筋肉をリラックスさせて、何が起ころうとも笑顔で受け容れましょう。

マインドフルネスな姿勢を育む――まとめ

マインドフルネスには注意を払うということが含まれますが、ある特定の方法をとる必要があります。マインドフルネスのカギとなる要素は、自分が体験していることにどのように向き合うかです。このため、マインドフルネスの実践には、三つの資質や態度が必要となります。つまり、思いやり、好奇心、寛容な気持ちです。この三つが組み合わさることにより、自分の体験を持続し、自分の好むことには習慣的に向かっていき、嫌いなことには抵抗するという傾向に対抗しやすくなります。

思いやりは、ネガティブで批判的な考え方のパターンに対抗し、困難な感覚や感情、精神状態を体験できるように余白を作るのです。自分の体験に好奇心を向ければ、もう体験に翻弄されたり、一体化してしまったりすることはなくなるでしょう。好奇心をもつことで、心の中のストーリーや思いこみから、自分が直接経験していることへ踏み出せるようになります。そして、寛容な気持ちは、自分の体験に、心を込めて、逆らわずに、向き合うよう促します。自分が体験していることを完全に受け容れられれば、それにとらわれたり、決めつけられたりしなくなるでしょう。

このような態度は、欠乏感の習慣、抵抗の習慣、集中力欠如の習慣、行動の習慣など、あらゆる種類の習慣に用いることができます。自分が体験していることに意識を向ければ、いつでも、体験との関係性は変わります。習慣的な行動に、親しさと、関心と、寛容な気持ちをもって向き合えば、その支配力が弱まり、好ましくない不健康な習慣をやめ、より有益な習慣を養うことができるでしょう。

第六章　注意がもたらす力を活かす

注意が途切れても自ら何度でも引き戻せる能力こそ、
判断力や人格、意思の力の根源である。
このような能力を伸ばすような教育が、卓越した教育というものであろう。
——William James, The Principles of Psychology

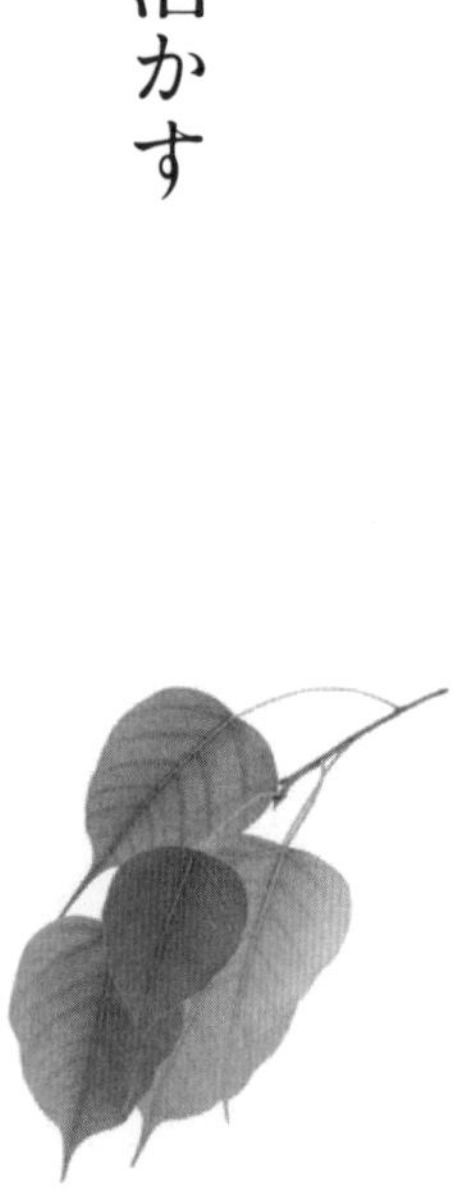

何年にもわたって、大勢の受講者たちからマインドフルネスのおかげで積年の習慣を変えることができたという感想が寄せられています。人生が救われたとさえ言う人も少なくありません。

《スティーブのストーリー》

私が指導していた週末の黙想のリトリートで、ある日、マネージャーのスティーブが、できたら朝食後に少し話をしてもよいだろうかと尋ねてきました。「喋ってはいけないと、分かっています。でも、今日実感したことを、どうしても伝えたいのです。話さずにいても大丈夫なものですね」。スティーブは、沈黙の中でも何も恐れることはないと分かって、深い安堵感と満足感を得たと話しました。

私がスティーブに初めて会ったのは、二〇〇六年の暮れでした。彼は、私が指導した一日がかりの瞑想ワークショップに参加し、それに続いて開かれた個人別のマインドフルネス・カウンセリングにも申し込んできました。その頃、彼は退職したばかりで、二七年にわたり陸軍士官として勤めあげ、イラクやその他の紛争地域に派遣された経験がありました。彼は、ペンタゴンのＥ－リング――高官専用で、建物下の外のエリア――、まさに二〇〇一年九月一一日にハイジャックされた飛行機に直接攻撃された場所に勤務していたのです。飛行機がぶつかる二分前まで彼と一緒にいた将官は、執務室に飛行機が突っこんできて亡くなりました。飛行機がぶつかったとき、スティーブは落ちてきたがれきに押しつぶされ、意識を失いましたが、その後意識を取り戻して、煙と灰と水をくぐりぬけて建物から無事に救出されました。その後数年間、彼はその事件に関連した追悼式典やその他の行事に出たいとも思わなかったし、その体験について話すことさえ避けていました。

しかし、９・11のずっと前から、スティーブの人生にストレスやトラウマを作り出してきたパターンは始まっていたのです。ニューヨークの労働者階級のしつけとして、彼はどうすればタフになれるか教えこまれました。自分の心情を示すことは、男らしくないうえに、危険でありえると学びました。この世界で生き残って成功するには、「ぐずぐず言うな」と。陸軍に入隊したのは、自然な選択でした。

スティーブはウエスト・ポイント（陸軍士官学校）では優秀な成績を修め、その後も、同期に先んじて大尉、少佐、大佐へと昇進しました。彼は陸軍で、いかに恐れを抑制して危機のもとで自動的に反応するか教わりましたが、軍隊で絶対に教えなかったのは、感情を抱いたり表現したりすることでした。

二〇年にわたり、スティーブの陸軍でのキャリアは順調でした。上官からは信頼され、自分の指揮下にある部下からは好かれ、尊敬されていました。しかし、結婚生活は破綻し、子どもたちとの関係も離れていきました。心情を「溜め込む」ことへのプレッシャーは、強まるばかりでした。一九九一年の湾岸戦争（砂漠の嵐作戦）のとき、スティーブはクウェートからイラク内まで死のハイウェイ〔クウェートの首都・クウェートシティとイラク側のバスラを結ぶ道路のこと。一九九一年二月二六日から二七日にかけて、夜間、撤退するイラク軍がアメリカ軍の航空機に攻撃された〕を走行中に、大虐殺を目撃しました。「そのときの恐怖と折り合いをつけられる唯一の方法は、これは良いことなのだ、起こるべきことだったのだ、敵は人間以下の存在なのだ、と信じることだった」と彼は語りました。

プレッシャーが大きくなるにつれ、特に9・11の後、彼は酒や処方薬に逃げましたが、いっときの気晴らしを得たにすぎませんでした。陸軍を名誉ある形で退職することができましたが、依存症になっていました。その後一年半にわたり、回復プログラムに申し込んで助けを求めるまで、引きこもっていたのです。

私たちは数年かけてそのプログラムに一緒に取り組み、スティーブは何十年も抑圧してきた感情を表に出す練習をしました。最も困難な感情でさえもほんの一時期しか続かないこと、感覚や感情が激しく波打っても、それにうまく乗れるのだということを学びました。「私は、自分が感じていることを、そのまま感じていいと学んだのです。ときには、全身が爆発してしまうかのように感じることもありましたが、そのままの状態を保てるのだと知りました。この実践によって、私の脳の配線が作り変えられたのだと確信しています。これまでとは異なった方法で、痛みを感じ、痛みとともにいられるのです」

マインドフルネスで最も刺激を受けたのは、変わることができると学んだことだと、スティーブは語りました。「このような実践に取り組み始めた頃は、エレベータに乗ったり部屋で座ったりしていると、不安で落ち着かず、外に駆け出したくなりました。今では、かつての習慣や行動パターンが戻っても、私には、その心情とともにあり、それが通り過ぎていくようにする手段があります。困難なときでさえ、安らぎ、平静でいることができると分かっているのです」
これを書いている時点で、スティーブは子どもたちとの温かく親愛に満ちた関係を再構築しています。最近、彼は、私が共同で教えた二年間にわたる瞑想法指導者養成プログラムを修了し、さらに心理学の博士号取得に取り組んでいます。「ときには、うっかりして、以前の習慣に引き戻されそうになることもあります」と彼は言います。「でも、私は、意識とすでに到達した内面の平静さに立ち返ることができるし、そして、一からやり直せると常に分かっているのです」

自分が直接体験したことに注意を払うことが、マインドフルネスの中核です。仏教の教えでは、苦しみは、ものごとをあるがままに見ようとしないことから生じます。苦しみからの解放は、あるがままの体験に心を開いて、現実へ、ものごとの在り方の真実へ逃げこむことで訪れます。ブッダの言葉を借りれば「目に映ったものは、目に映ったとおりでしかない。耳に聞こえたものは、耳に聞こえたとおりでしかない。感じ取ったものは、感じ取ったとおりでしかない。想像したことは、想像したとおりでしかない」(Kornfield 1996, 67)
たとえば、ある友人があいさつもなしに通りかかったと想像してください。自分自身を厳しく評価する習慣があり、他人に軽んじられていると思っている場合、友人があいさつしなかったのは、意図的な無視だと解釈するかもしれません。そして、友人に思いやりがないとか、自分の価値が低いなどと、ネガティブな考えや評価の悪循環に陥ってしまうかもしれません。しかし、思いやりをもってこれらの考えや評価に向き合えるならば、単に人が通り過ぎたという現象にすぎないと気づくでしょう。鼻であしらわれたと受け取ったために感じた、あらゆる不快な身体感覚や感情にも心を開くことができれば、自分に思いやりを示し、自分の幸福を願えるようになるでしょう。その友人のことを思いやることができ、彼女には自分が見えていなかったとか、何かに気をとられていたといった可能性を考えられるようになるでしょう。そして、もしその友人が沈黙によって何らかのメッセージを送ってきていたのだとすれば、彼女との関係におけるどのような困難や誤解でも、話し合う努力ができるでしょう。

自分の呼吸や周囲の音など、特定の対象に集中することで自分自身に注意を払うという訓練をすると、マインドフルネスの能力を強化できます。実践を積めば、衝動的に食べるとか、退屈するとすぐにソーシャルメディアをチェックするといった習慣的な行動に、思いやりのある、評価ではない注意をより多く向けられるようになるでしょう。

習慣への衝動が起こる前後と起こっている最中に注目する

三つの異なる時点で、今この瞬間を意識するエクササイズによる、不健康な習慣の打破に働きかけることができます。つまり、習慣への衝動が起こる前、その習慣への衝動が起こっている間、その習慣への衝動が弱まった（あるいは満たされた）後、です。

- **衝動の前**　何がきっかけとなってその習慣を行なうのか探索し、そうなるのを防ぐのに役立つ方法を選ぶとよい。
- **衝動の間**　衝動、渇望、つらい心情などは習慣的な行動を誘発させやすいものだが、これらに注意を払い、心を開くように努めるとよい。その際、習慣を行なうのではなく、気持ちにそっと集中し、現れたり消えたりするままにしておく。

●衝動の後　その習慣を行なってしまったら、不健康な習慣をネガティブな評価や厳しい自己批判で折り合いをつけるのではなく、意識して自分自身を労わり、許すとよい。

実践六　習慣への意識――事前、最中、そして事後

習慣を変えようとするとき、これらの三つの異なる局面ごとに、どのような取り組み方があるのか、ここでいくつか例を挙げましょう。

事前――変えたいと思う習慣に意識を向け、そして、その習慣を行なうきっかけとなる状況や条件を考えてください。習慣からの行動を避けるためにできることはあるでしょうか。その他の選択肢として、より健康的なものは何でしょうか。たとえば、

●家にいて、不安や落ち着かない気分になったり、戸惑いや寂しさを感じたりすると、甘いものをしょっちゅう食べてしまうなら、絶対に家に甘いものを置かない。ナッツや果物など健康的な食べ物を買って、何かをつまみたくなったときのために手元に置いておく。

●特定の友人に会うといつも適量以上にお酒を飲んでしまうなら、飲食店のハッピーアワーではなく、ハイキングやカフェに行こうと提案する。

●取り組んでいる重要なプロジェクトについて考えていて、ぐずぐずと先延ばしにする習慣があるなら、毎日限られた時間——たとえば一五分から三〇分を一日に二回——だけでもその仕事をすると自分自身に誓う。

●仕事や約束の時間に間に合わなければならないからと、気づくと運転中にイライラしたり攻撃的になったりしていることがよくあるなら、（可能であれば）移動に一〇分か一五分のゆとりをもって計画し、そして、旅を始めるにあたって、意識してリラックスした運転をすると誓う。

習慣への衝動に意識を向けて、通常それがどこでどのように起こるのかが分かれば、起こらないようにする対策をとることができます。そして、もしそれが起こっても、また別の、よりポジティブな対応を用意しておくことができます。

最中——習慣への衝動がよく起こる状況や環境——場所、時間、人、目に映るもの、音、匂いなど——に注意を払いましょう。たとえば、ショッピング・モールや空港で、甘いスティッキーバン（ナッツとキャラメルソースをのせたシナモンロール）の匂いを感じてたまらなくなり、気づいたら無意識に買って食べていたことがあるかもしれません。もしあるなら、ショッピング・モールや空港では常に、体験していることに細心の注意を払っていてください。やがて、バンへの欲求に最初に気づいたら、深呼吸を何度かして、体の内側で感じることに意識を向けましょう。ひょっとすると、胃がきゅっと締めつけられ、唾液が出ているかもしれません。欲求に従って行動するのではなく、直接の体験を感じ続けることを意識的に選択しましょう。

自分の身体感覚に十分注意を払い、感覚や心情はどれもそれほど長く続くものではないことに注目しましょう。感覚の満ち引き、おそらくは、強まったり、弱まったり、しばらく消えてはまた現れたりする様子に気づきましょう。その感覚に、たとえば、固さ、息切れ、重圧、熱っぽさ、動悸などと名づけると役に立つかもしれません。感覚を波のうねりのように思い描くとよいでしょう。

かつて食べるとホッとしていたものへの強い感情、たとえば異常に強い渇望など、に気づくようになったら、呼び名をつけて身体感覚や感情に心を開き、それに付随して起こるかもしれない考えや刺激にも気づきを向けましょう。そして、思いやりの気持ちをもって、その考えや刺激を手放します。根源的な意思――たとえば、健康志向の生活を送ること――を思い出してつながり、意思や価値観と一致するよう思いやりと気づかいをもって、どのように自分の直接体験に寄り添い向き合うかじっくりと考えます。何かを食べたいと思ったら、健康的なものを選びましょう。そして、もしできれば、前もって、次に渇望を感じたときの他の手段やより健康的な選択肢を用意しておきましょう。

事後――その習慣を行なう衝動を我慢することに成功したら、どんなことでも感じるままでいましょう。それは、安堵感や開放感、あるいは、マインドフルに対応できたことへの感謝、変化は可能なのだという楽観的な気分かもしれません。このような感情を受け容れましょう。ポジティブな身体感覚や感情、考えが浮かんだらどんなものでも高く評価しましょう。良い心情を受け容れましょう。もし、ネガティブもしくははっきりしない心情が起こったら、それらに対しても思いやりと気づかいをもって対処しましょう。

習慣を行なう衝動を我慢するのに失敗しても、浮かんでくるどんな心情にも思いやりをもって応じましょう。もし自分を評価したり厳しく批判したりする気持ちが起きたら、この心情や考えを気づかいや共感とともに抱きます。同様に、もし欲求不満や悲観的な気持ちが浮かんだら、好意をもって受け容れましょう。胸に手をあてて、「私は、この苦しみを気にかけている」とか「仕方ないよ」などと言ってみるのもよいでしょう。

このような体験から学ぶために、衝動的に行動させた状況を思い起こし、違う選択ができたかもしれない瞬間がなかったか探ってみましょう。注意力を失っていたのでしょうか？　状況の変化や強い感情が到来して、習慣への衝動に従って行動させたのでしょうか？　その渇望感が強すぎて我慢できなかったのでしょうか？

自分の根源的な価値や意思と行動の方向性がより一致するような選択をするためには、何が役に立つでしょうか？　自分にとって何が最も大切なのか、また、この不健康で望ましくない習慣を断つ努力によって根源的な意思がどれほど支えられているか、振り返ってみましょう。思い出してください、いつでもやり直せるし、やり直すことを選べるのです。

ロイ（第一章でみた、甘いものを渇望する彼）は、渇望感の前、最中、後に感じることへ意識を向けることを実践しました。

《ロイのストーリー――続き》

ロイは、とてもおいしい歯ごたえのあるクッキーを箱で売っているコンビニを通り過ぎるときの誘惑を分かっていたので、時々違う道から帰りました。「その代わりに、スーパーマーケットに寄って、人参やハマス［ペースト状にしたひよこ豆に、ねりゴマやオリーブオイルなどを混ぜたもの］を買う夜もあるし、いまだにどか食いの夜もあります」

また、ロイにとって、甘いものへの渇望を、生活のより大きな枠組みからとらえたことは有効でした。

「以前は、普段からそんな風に考えたことは一度もありませんでした。一週間のスケジュールはバランスがとれているだろうか？　内容はきちんとしているだろうか？　その組み合わせは正しいだろうか？　会いすぎている人は誰だろう？　会えてない人は？　そして、日常的に、四五分間の瞑想、汗ばむぐらいの運動、ヨガ、気の合う人やグループと仕事を離れて何かする、優れたものを読んだり聞いたりする、そして他人のことを気にかけて、できることなら誰かを助ける方法を探す、などを心がけています。すべてに『できた』とチェックできなくても、あまり気にしません。もし私がほとんどの時間ほとんどのものを得ていて、特にどれか一つに苦しめられていなければ、私は大丈夫です」

前述のように、ロイは、夜遅くに甘いものを大食いせざるをえないと感じたら、渇望感という直接体験に的を絞りました。彼が一番役に立つと感じた戦略の一つは、健康的な（ときには、不健康すぎない）何かを甘いものの代用品とすることでした。「アイスクリームをあきらめることが多くなっています――その代わりがないこともあれば、瞑想やヨガをすることもあります。ときには、高脂肪のアイスクリーム丸々一パイントよりはまし、とはいえ、かなりひどいけれども、たとえばチョコレート・キャンディー一袋のこともあります。タバコや酒に関しては、ちょうどやめられたばかりで、代わりに何か他のものを生活に取り入れようとしているところです。甘いものの大食いに関しては、もし他の何かで完全には代用できない場合には、害の少ないものを探して、自分への優しさを忘れずに、ただそれを楽しむのです」

ロイは欲求に負けるたびに、ささやかな過ちに優しさで応じました。「今では、自責の波にたやすく頻繁に、少しばかり超然として乗れるようになりましたし、自分への優しさや配慮にも多少は気づけるようになりました」

ロイは、甘いものへの渇望により多くの注意を向けることや、より意識的に健康的に生きることは、目的地ではなくむしろ旅程だと気づいたのです。支えてくれる友達、スケジュールや食生活へのさらなる意識、瞑想やヨガの日々の実践、すべてがより大きな気づきを得るための助けとなりました。「私は五ポンド〔約二・三キログラム〕痩せて、ベルト穴を新たに開けました。苦しい夜もまだあります――でも、もっと明るく、ユーモアをもち、落ち着いて応じています」

自己認識の二つの形態

この一〇年間に、神経科学者たちは、マインドフルネスのトレーニングが脳の構造や機能を変えるということを発見しました。習慣の変化におけるマインドフルネスの役割を理解するのに、最も興味深く関連があるのは、ノーマン・ファーブらのグループによる二〇〇七年の研究です。

ファーブらのグループは、機能的磁気共鳴画像法（fMRI）を用いて、マインドフルネスを初めて体験する被験者グループの脳の働きを調査し、八週間のマインドフルネスのコースに参加した被験者の脳の働きと比較しました。研究者らは、二つの明らかに異なる自己認識の形態を見出しました。一つはナラティブ・フォーカス――デフォルト・モード・ネットワークと呼ばれる――、これは、思考の反芻、自己言及、心の迷走、さらによりネガティブな心情と関連する。もう一つは、エクスペリエンシング・フォーカス（経験的な焦点）、つまりその時々の体験を一時的なできごととみなすことで、よりポジティブな心情を伴うものです。マインドフルネスのトレーニングを受けた参加者は、比較的容易にエクスペリエンシング・モード（体験モード）になり、ナラティブ・モードから切り離すことができました（Farb et al. 2007）。

これと別の研究（たとえば、Mason et al. 2007）が、体験を意識する二つの異なる方法を指摘しています。安静時、直接体験していることに注意を払わなければ、通常はデフォルトのナラティブ・モードになります。ナラティブ・モードでは、自分を他人と比べたり、過去や将来を思い煩ったり、概してくよくよと悩んだりします。

しかし、今あるものに意識を向けることができれば、心が迷走したり思考を反芻したりしにくくなり、エクスペリエンシング・モードがデフォルト・モードとなるでしょう。

ファーブらのグループは、現在を中心においたエクスペリエンシング・フォーカス・モードは私たちの先祖の自己認識の原型であったかもしれず、さらに、自己言及のナラティブ・モードは「実践を通して無意識になった情報処理の過剰学習モード」を意味する可能性があると示唆しています（Farb et al. 2007, 319）。自己認識のナラティブ・モードの特徴の一つは、情報処理や未来予想を現代人の能力の否定的側面とみなすことです。

脳の回路の通常モードに関する研究は、好ましくない習慣を変えるうえでマインドフルネスが果たす役割を理解するのに重要です。彼らは、マインドフルネスのトレーニング方法は、不健康な行動や思考パターンを強化しうる、思考の反芻や心の迷走の習慣を克服するのに役立つと指摘しています。今この瞬間に注意を払うトレーニングは、取りとめのない考えにふけることで生じる苦しみから解放し、この一瞬一瞬にある自由に心を開けるようにします。

注意を払う技

瞑想するときは、多くの異なる注意の対象もしくは「アンカー」があり、焦点をはっきりさせたり、集中を深めたりするのに使えます。たとえば、

●マントラ――単語や短い言葉。気持ちを集中させ、もし気がそれたとしてもそこに立ち返る対象となるもの。

●外部の対象物——ろうそく、音、イメージなど。

●身体感覚。

●視覚化または心的イメージ。

●公案（禅問答における矛盾した問い）。「両掌《りょうしょう》打って音声《おんじょう》あり、隻手《せきしゅ》に何の音声がある」というようなもの。

●哲学的な問い。「私とは何者か？」というようなもの。

マインドフルネス瞑想法では、注意を向ける対象は、たいていの場合、直接体験のある一面です。つまり、呼吸や身体感覚、その環境で聞こえてくる音、あるいは（歩きながらの瞑想では）自分の身体の動きなどです。もしあなたが多くの人と同様に、意識が迷走する傾向があると仮定して、さらに自分の考えにとらわれ感情に飲まれているならば、呼吸のような、一つの対象に集中することで意識に焦点的集中を向ける訓練をすることが重要です。この方法により、集中を維持する能力を深め、注意がそれても瞑想の対象に立ち返ることが身につくでしょう。

マインドフルネスだけでなく、他の瞑想法でも注意を向ける対象としてよく用いられるものの一つが、呼吸です。呼吸が注意を向ける対象として優れている理由には、次のようなことがあります。

●生きて、呼吸しているかぎりは簡単に利用できる。

●比較的、中立な対象である。呼吸について過度にポジティブとかネガティブとかと感じる人はいない。
●ストレスやリラックスの全体的なレベルを測るのに適した指標である。ストレスを感じていれば浅く苦しい呼吸になるし、リラックスしているときには深くしっかりとした呼吸になる。

●呼吸に意識を向けると、鎮静効果が得られやすい。

呼吸によるマインドフルネスの実践は比較的容易で、呼吸を感じることに意識的に集中します。ブッダによる呼吸によるマインドフルネスの指南は、次のように始まります。「マインドフルに息を吸い、マインドフルに息を吐く。長く息を吸うときには、『長く吸っている』と思い、浅く吸うときには『浅く吸っている』と思う」（Anâlayo 2003, 126）。難しいのは、思わず考えてしまうこと――最近したディスカッションの記憶、今日これからやらなければならないことのリスト、最近見た映画の一場面、もしくは新しいつきあいやわくわくする仕事の空想――よりも、呼吸に注意を向け続けるということです。そこで、呼吸によるマインドフルネスには次のことが含まれます。

●焦点を合わせること　意識の対象――自分の呼吸――に注意を集中させる。
●維持すること　注意と張り合う他の体験（内的、外的にかかわらず）に直面しても呼吸への注意を維持する。
●監視すること　注意がどこに向いているのかを観察して、視線がそれてしまったことに気づく。

●意識を思考から引き離すこと　考えごとをしているのに気づいたら、その考えから注意を呼び戻す。

●注意を向け直すこと　評価を加えずに、注意を呼吸に向け直す。

この最後の項目がカギとなります。呼吸によるマインドフルネスを実践するときには、どんな注意「散漫」にも、思いやりをもって評価を加えず、邪念を作り出すのは単に心のしわざと受け容れて、対処することが重要です。心は、落ち着きのない子犬だと思ってください。子犬は走り回るのが大好きですが、座らせたり指示に従わせたりできるように、(思いやりと、熱心さをもって) 訓練することができます。

子犬の訓練と同様に、厳しさも甘さも、心を鍛えるのに効果的ではありません。意識がさまようのを問題とみなすのではなく、これからの予定や、思い出や空想から目覚めることができ、目覚めた状態を体験しているという事実をほめるようにしましょう。そして、自分の呼吸——吸気と呼気——に何度でも戻りましょう。

自分の呼吸や他の瞑想の対象に集中し続けられるようになると、強い衝動や渇望感、つらい感情などの手ごわい体験に心を開く能力が強まります。激しい感情や、強い気持ち、不快な身体感覚に心を開くよう実践しないかぎり、何度でも習慣的なパターンへと押しやられるでしょう。

呼吸への焦点を維持するには、体内での呼吸の感覚に心を開き、体のどこで呼吸の感覚を最もリラックスして感じているのか理解することが、役立つでしょう。小鼻で吸った空気の冷たさに幸福感を得るかもしれないし、胸や腹では、息を吐くと安心感を得るかもしれません。この感覚を、注意がそがれたと気づいたらいつでも戻れる自分の「拠りどころ」にします。

もし、気持ちが落ち着かなくて呼吸に集中するのが難しくても、呼吸を続けてみましょう。一つのやり方は、数えることです。息を吐くたびに一つずつ数え、十まで数えたらまた一から始めます。そして、心が考えごとに向かったり、数が分からなくなったりしたときはいつでも、また一に戻ればよいのです。

注意を払う技は、無益な習慣をどのように変えやすくするのか

いったん、マインドフルネスの実践を通じて、体験に十分に注意を払うことを身につけてしまえば、環境や心身の合図やきっかけが習慣的な行動パターンを導くのが分かるようになります。たとえば、寂しいと、無意識のうちにタバコに手が伸びるということはよくあるでしょう。意識を向けていれば、タバコを吸うのではなく、その寂しいという心情を、それが通り過ぎるまで、ただ観察していることができます。寂しい心情は、たいてい習慣をもたらす刺激のきっかけとなるものですが、そのような体験に心を開けば、自分の価値観や目標とより合った選択ができます。

私の友人でもある同僚は、マインドフルネスからどれだけたくさんのことを学べるかは、実践次第だと力説します。「もし一つ、私が何度も衝撃を受けていることを挙げるとすれば、それ（マインドフルネス）すなわち実践、ということね。つまり、時間をかけて長い期間実践することと、変化をもたらすほど反復すること。変化が起きていても、ずっと後まで私はその事実に気づかないのだけど、いやはや、変わっているのよ。途中、良くなったと感じる前に、悪化してるような気がすることがあるんだけど、それは、何でも感じていることを、以前よりずっと意識しているから。意識から追いやっていたこと、たとえば気にしていなかったストレス発散で飲んだり食べたりする習慣とかを、今では進んで直視しているの。もちろん、ときには難しいこともあるけど。誰かが言ってるけど、抜け出すには貫き通すしかないのよね」

近年の研究 (Moore and Mallinowski 2009) で、注意力に関する有名なテスト――ストループテスト――を用いて、マインドフルネス瞑想者群と、非瞑想者群を比較しています。ストループテストでは、課題として色彩を示す単語（たとえば、赤）が示されますが、実際には違う色（たとえば、青）のものもあります。それぞれの単語の色を特定するよう求められたとき、色と単語の意味とが合っていないと、ほとんどの課題は回答により長く時間がかかりました。これは、脳が単語の意味を自動的に処理しているためで、実際に見ているもの（単語の文字の色）を言う能力を妨げているのです。

この研究では、瞑想者群は非瞑想者群よりも、注意力に関するすべての指標で高い成果を収めたということに加え、認知の柔軟性――「新規性が高く、予想外の状態に直面したときに、それに順応して戦略的に認知処理を行なおうとする人間の能力」――においても優れていることが明らかになりました。これは、マインドフルネスの訓練を通じて、自動的に行なわれるようになっていた認知処理でも、「ふたたび認知制御できるようになり、以前していたような自動的な反応は阻止されたり、抑制されたりすることが可能である」(Moore and Mallinowski 2009, 182-183) ことを示唆しています。言い換えれば、マインドフルネスを用いれば、数十年来の習慣でさえ気づきを向けて変えることができるということなのです。

実践七　マインドフルネス呼吸瞑想法

少し時間をかけて心身ともにリラックスし、意識を身体に向けます。何度かゆったりと深呼吸をし、一つ息を吐くたびに、リラックスして日々のストレスや心配事を取り除きます。

口角や目尻にかすかに笑みを浮かべ、体験していることすべてを笑顔で歓迎する表情で応じていることを視覚化します。

リラックスしながらも注意を保って座ります。もし目を閉じたほうが心地よければ目を閉じ、目を開けるならぼんやりと焦点を合わせずに、呼吸の感覚――息を吸い、息を吐いている感触――に意識を向けましょう。息を吸うときには自分は今息を吸っている、息を吐くときには自分は今息を吐いている、と意識しましょう。あるがままに呼吸をします。呼吸を深くしようとしたり呼吸のやり方を変えたりする必要はありません。

もし役立つなら、息を吸いながら吸って、息を吐きながら吐いてと、心の中でつぶやきましょう。あるいは、胸や腹が上下するのに合わせて、上へ、下へと心の中で唱えます。

呼吸が最も意識しやすく、最もリラックスできる場所を「拠りどころ」とします。胸や腹、あるいは、冷たい空気が入り、温かい空気が出ていく小鼻かもしれません。身体全体で呼吸しているという直接的な体験に意識を留めておきましょう。

もはや注意が呼吸に向いていないと気づき、自分を評価したり、いら立ちを感じたりしたら、いつでも、思いやりをもって対処しましょう。役立つなら、注意をひいた心の動きに、黙って名前をつけましょう。その日の計画を立てていたのなら「計画」、会話の内容を思い出していたのなら「想起」、空想していたのならば「空想」。そして、評価も批判もせずに、吸気と呼気にそっと注意を戻します。これを、一五分、または瞑想の時間が終わるまで続けます。

瞑想中は、いったん呼吸やその他の瞑想の対象に注意が定まってしまえば、起こっては通り過ぎる体験のあらゆる局面――考え、感情、気分、衝動、精神状態だけではなく、五感を通して意識に入ってくることすべて――に向き合うことができます。次に紹介する瞑想法は、意識を広げる実践の役に立ちます。

実践八　身体に意識を向けた瞑想法

やっていたことをすべていったん止めて、じっとして、心地よく座ります。そっと目を閉じるか、半目でぼんやりと一メートル弱先を見つめましょう。身体と今あるあらゆる感覚に意識を向けます。

身体の表面が外界と触れ合うその感触を認識し、今あるあらゆる感覚――硬さ、プレッシャー、熱っぽさ、ヒリヒリした感じ、脈拍など――に向き合います。足の裏の床との接触、身体のある部位と他の部位――たとえば、ふとももやひざに置いた手――の接触を感じます。胸や腹の感覚を感じ、今感じているあらゆるものに呼吸を合わせます。

呼吸に意識を向け、自分の呼吸がリラックスしているか、緊張しているか、気づきましょう。そのままの呼吸と向き合い、呼吸と身体がリラックスするよう促します。

自分の身体に意識を向けて、今あるあらゆる感覚を感じさせます。その感覚の往来、その感覚の満ち引きを観察しましょう。もしその感覚からストレスや緊張、不安を感じたら、思いやりのある優しい態度で向き合いましょう。これを、一五分間、または瞑想の時間が終わるまで続けます。

食べることに関しては、多くの人にとって不健康な習慣が強く出ます。意識的に、あるいは、必要に応じて食べるというよりも、感情や強い渇望感に応じて食べるという習慣のある人もいるでしょう。意識しないままに食べたり、食べ物の味もほとんど感じないままに食べたりする習慣がある人もいるかもしれません。正しい方法で食べる瞑想法を実践すれば、食べるという一連の過程をゆっくり行なうようになり、食べることにまつわる細部――食感、香り、味覚、感覚、そのときに浮かんだ考え、衝動――にまで十分に注意を払うようになることで、食べるという体験により一層意識を向けるようになります。

実践九　食べる瞑想法

干しぶどうや生のぶどうのようなシンプルな食べ物を、一つつまむことから始めましょう。それを手のひらにのせるか、人差し指と親指でつまみます。

このような種類の食べ物を、未だかつて見たことがないと想像しましょう。焦点を合わせ、時間をかけてじっくり見ます。すべての注意を傾け、すじ、色、形、しわ、その他の固有の特徴を観察します。浮かんだあらゆる考えに気づき、ひたすらに意識を向けましょう。

親指と人差し指でつまんで、その触感を確かめます（閉じたほうがよければ目を閉じます）。

鼻に近づけて香りを嗅ぎ、口や胃の中で予知して起きるあらゆる反応に気づきましょう。

口元に寄せ、口の中に入れますが、それでもまだ、噛みません。口の中にあるという感覚と味を感じ、舌で詳しく調べます。噛みたいという衝動があるならば、気づきましょう。浮かんでくるあらゆるもの――考え、予知反応、好き、嫌い、体験しているあらゆることを意識します。

準備が整ったら、意識的に一、二度噛み、起きること――味、食感、噛みごたえ、その他の口や胃の中で起こるあらゆること――に気づきましょう。好きなだけ長い間、その食べ物を噛みます。

飲み込む準備ができたら、飲み込むという意思に意識を向け、食べ物を飲み込んで消化していると、意識的に体験します。後味や消化している感じ、身体の感覚全体に意識を向けます。お望みなら、もう一粒、この実践を繰り返します。

このマインドフルに食べるという実践を終えたら、この実践について一つ二つ浮かんでくるものに気づきましょう。おそらく、そんなに長い時間食べているもののことを本当に考えているわけではないことが、はっきりするでしょう。まだ口に食べ物が入っているうちから次のひと口を期待するというように、先走りする傾向……があることを認識するかもしれません。あるいは、まったく新しい食べ方を体験したかもしれません。

一日の食事のうち一度は、このマインドフルな食べ方をやってみましょう。マインドフルにゆっくりという意味はありませんが、ゆっくり行なうことで体験により深く関わりやすくなります。……

注意がもたらす力を活かす――まとめ

注意を集中させるというのは、マインドフルネス瞑想だけでなくほとんどの瞑想を実践するのに重要な要素です。注意を集中させることは、以前は自動的で無意識だった行動や思考パターンに意識を向けるようになるため、不健康、あるいは好ましくない習慣を変えるのに不可欠なのです。

瞑想の対象や「アンカー」には多様なものがあり、心を集中させるのに使えます。最もよく使われ、簡単に手に入るものの一つが、自分自身の呼吸です。自分の注意がそれたと気づいたら、思いやりの気持ちで評価を加えずに、自分の意識を呼吸の感覚に向けることや、注意を呼吸に戻すことで、注意力を鍛えることができます。

注意力や集中力が強化されると、したいという衝動を感じる前、したいという強迫的な衝動の最中、その習慣をしてしまった――あるいはそれが回避できた――後の各局面で、望ましくない習慣に意識を向けられるようになります。これらの各局面で、習慣に意識を向けると、習慣に陥るきっかけを回避し、思いやりある注意力で習慣につながる衝動に接し、その習慣に陥ってしまったとしても、労わりと許しの気持ちを示しやすくなります。

注意に焦点を合わせる技術は、マインドフルであればいつでも、体験していることへの反応の仕方に選択肢があると理解する助けになります。トレーニングをすれば、予定や思い出、気晴らしへの没頭ではなく、今現在に集中した意識をデフォルト・モードにすることができ——さらに、好ましくない習慣への衝動や渇望感に対して、根源的な価値観や意思と一致した健康的な方法で反応することを選ぶことができるようになります。

第七章　習慣的な思考や思いこみから自分を引き離す

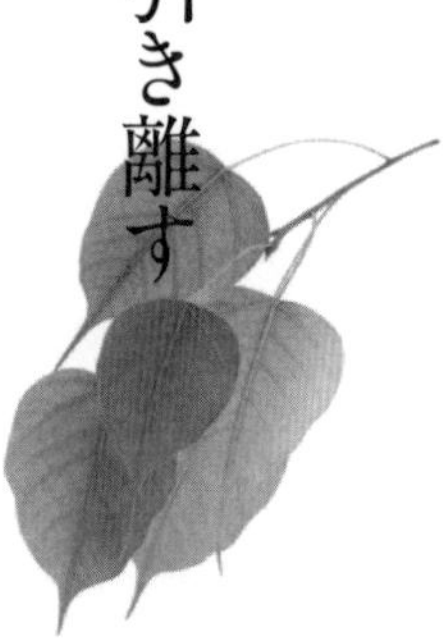

考えありて、世界は作られる
――Buddha

仏教の指導者であるマーティン・バチェラーは記しています。「我々はたいてい、何かが起こるという考えに、その現実よりもずっとおびえている。実際に直面すれば、その状況がもたらす直接的影響に的確に対応できるものだ」（Batchelor 2007）。これはまさに私自身の体験にもあてはまります。実際に困難でつらい状況にあったとき、打ちのめされるかもしれないと恐れていたけれども、底力を奮い起こして適切に対処してこられました。

《私のストーリー》

少し前に、私は一時的にストレスと不安を抱えていました。自分自身や周りの人たちのために、十分に関わってことが運ぶと思える以上に多くの任務――教育、執筆、そして組織における責任ある立場――を引き受けていたのです。ふと気がつくと、夜中に目が覚めて、しなければならないあらゆること、そして、すべてをやるには時間が足りないことを心配していました。再び眠りにつくのは困難でした。というのも、考えが頭から離れず不安が募ったからです――やるべきことがあまりに多い……すべてをこなすにはどうしたらいいのだろう？　そして、なかなか眠りにつけないせいで不安が増し――もし明日疲れて体力がもたなかったら、すべてをこなすのはもっと難しくなる――、こうした不安な考えでよけいに眠れなくなりました。鼓動が速くなり、夜中に目が覚めるのです。マインドフルに歩いたり、太極拳の動きをしたりしてリラックスするものの、それでは十分でありませんでした。

悪循環に陥っていました――不安な気持ちが身体感覚を緊張させ、鼓動を速めました。そのことが緊張感、不安な考えに拍車をかけ、次にはさらに身体の緊張を高めるのです。緊張と不安が強まるほど、リラックスして眠りにつくのが難しくなりました。

気がつくと、自分に問いかけていました。この問題の本質は何だ？　もっと安らいで満足感をもてる生き方とは？

もっと心を安らげるにはマインドフルネスが重要であることは分かっていましたが、自分が体験していることをありのままにとらえるのは簡単でありませんでした。心臓が高鳴って、脳にメッセージを執拗に送るのです。何かやれ、こんなことから抜け出す方法を見つけろ。そして、この緊張感の中、じっと座って自分が体験していることを観察するのは本当に難しいことでした。

その後、数日から数週間を経て、自分の置かれた状況について何を考えたり思い悩んだりしているのだろうと探求することや、自分の考えに支配されてしまうといかにストレスや不安を継続させてしまうかを理解することが、有効であると気づきました。

意識を自分の考えや思いこみに向けると、やるべきことが多すぎる、すべてをやり遂げることは絶対にできないだろう、という思いが繰り返し現れるのに気づきました。こうした考えの根底には、もし自分が

「しくじった」り、担っている多くの責任を果たせなければ、自分自身と他の人々を失望させ、私の評価が下がると思い込んでいました。

私は、こうした思いこみを真実ととらえ続けるかぎり、さらに悪いシナリオに簡単に引きずり込まれるということに気がついたのです。食べていけないのではないか、家を失うのではないか、人々とのつながりを失うのではないか、一人ぼっちになるのではないか。洞穴にいる僧侶が壁に虎を描いて、その虎を見るたびに怖がっていたという禅の話を思い出しました。私は、心配な気持ちを用いて自分の虎を描き、不安のサイクルにとらわれるたびに怖がっていたのです。

やるべきことが多すぎるという、自分の心が作り上げたナラティブ（物語）を探ると、たしかに、やるべきことはたくさんあるし、多くの責任を背負い込んでいるのは確かですが、ストレスや不安は、やるべきことより、むしろ習慣化した思考パターンを通じて作り出したナラティブを信じることからくるのだと分かりました。思い起こせば、多くの責任を背負いつつも不安を感じることなくやり遂げたこともありましたが、それは私の中にやるべきことが多すぎるというナラティブがなかったからだったのです。

自分の考えや思いこみに意識を向けたとき、恐怖に根ざしたナラティブを持ち込んで、自分を「闘争・逃走」の防衛的な状態にしていたことに気づきました。自分の注意とエネルギーは、防衛反応にだけフォーカスしていたのです。どのようにこれらすべてをやり遂げよう？　やり遂げられずに生じるネガティブな結果をどのように防げるだろう？　このように焦点を絞ってしまうと、まったく新しい選択をしたり、前進するための多くの方法に気づいたりする余地はほとんどなくなります。

さらに省みると、私の心配や恐れは、習慣的な思考パターンからくるものですが、完全に「望んで作り出した」わけではないことに気づきました。私には頼まれたら受けてしまう傾向があると認識しました。そしてそれは誰かをがっかりさせて嫌な思いをしたくないからというだけではなく、他人を喜ばせて気に入られたいという願望によるものだったのです。どんどん求めに応じていくことによって、やるべきことが多くなりすぎて、結局「やるべきことが多すぎる」というナラティブが真実であるかのように思える状況になってしまったのです。

より賢明に自分の考えに注意を向けると、自分の考えを真実としてではなく、考え出したこととしてとらえるのが容易になり、やるべきことが多すぎるという心のナラティブを受け容れるのをやめられるようになりました。そのような考えを「不安な思いこみ」と認識して、手放し、考えに支配されることが少なくなるにつれ、自分の人生に変化を起こすような創造的な方法——つまり、本質的でない行動をやめたり、本当は私でなくてもよい役割を他の人に担ってもらったり、重要でない誘いは断ったり——を取り入れる余地が生まれました。

人生におけるストレス、不安、そして苦しみの多くは、自分の考えや思いこみに賢明な注意を向けないために生じるのです。自分の考えや思いこみに疑問を抱かずに、事実だと思っているのです。自ら語る話を受け容れ、飲み込まれてしまうのです。

習慣は、自分を苦しませるかもしれない考えや思いこみを定着させる一因となります。例を挙げると、落ち込んだときにビールで気分を高める習慣がある場合、私はビールを数杯飲んだほうが、気分が良いと結論づけているかもしれません。心の中で、ビールを飲むことと一時的に感じる安心感とにつながりができてしまうと、大丈夫だと思うためには酒を飲まなければいけないと信じ込むようになります。同様に、悲しみや寂しさを避けるためにタバコを吸うことが多いと、タバコを吸わなかったら、悲しくなったり寂しくなったりするに違いないと結論づけるようになるかもしれません。心理学者であるドナルド・ヘッブは、六〇年以上前に、ニューロンが一斉に神経インパルスを発火すると、ニューロン同士の結合が強まる（Hebb 1949）のを発見しました。人間の心は

（ビールを飲んだり、タバコを吸ったりという）行動と、不快な感情からの一時的な解放を関連づけてしまうようになり、結果としてその行動を促すような思考が生まれるのです。

もしネガティブな思考パターンにとらわれることから解放されたいのであれば、マインドフルネスを考え方に取り入れることが不可欠です。四種類の習慣――欲望の習慣、抵抗の習慣、集中力欠如の習慣、そして行動の習慣――に目を向けると、それらの習慣に固執させ、根づかせてしまう考えや思いこみの最もよくあるパターンが分かるようになるでしょう。不健康な欲望の習慣――食べ物、お酒、タバコ、セックス、承認欲求――にとらわれるときにはいつでも、その根底にあるのはたいてい、もし○○さえあれば、もっと気分が良いのに、という気持ちです。そして、この欲望の根底にあるのは、もし○○を得られなかったら、つらい状況になるだろう、という思いこみです。抵抗や回避の習慣は――欲求不満、怒り、焦りや乱暴な判断を表に出してしまうものですが――、自分が大丈夫と思えるためには、こうであってはいけない、あるいは、これを変えなければ、何か本当に悪いことが起きるだろうという考えを根底に抱きがちです。注意力欠如の習慣――たとえば、絶えず携帯電話を確認する、テレビを観すぎるなど――の根底には、たいてい、現在を退屈や不快に感じていて、何か慣れ親しんだことをすればもっとおもしろく、楽しくなるという考えがあります。行動の習慣――エネルギーが常に次に片づけるべきことに向かっているとき――の根底にある考えは、やり続けないと、何か悪いことが起きる、というものです。これらの習慣のすべてには、今この瞬間は不充分であるという考えが伴っています。これが変われば、あれがあれば、……あるいはこれらをやり終えさえすれば、幸せなのに。

マインドフルネスを実践すると、思いこみから解放され、そもそもその思いこみが正しくなかったと分かるようになります。自分の考えにさらなる注意を向けることができれば、習慣的な考え方ではなく、より賢明に、これらの考えに基づいて行動するようになります。たとえば、不快さや寂しさや退屈さから、今アイスクリームがあったらいいな、と思ったとしても、無意識に冷凍庫のところに行って、ボウル一杯のアイスクリームをすくい入れるのではなく、これを「欲望」や「何か欲しいという考え」として観察するようになります。

感情と身体感覚に対する意識は、たいていは心の底にあり、習慣的な思考パターンや行動パターンを誘発するものですが、その意識を深めることができます。そして、もし不健康な習慣を永続させてしまうような思いこみがあるなら、こうした思いこみを省みて、そこから離れることができます。次に紹介するのは、考えや思いこみにどう対処するかについての三つの取り組み方です。

思考を観察し、あるがままに行き来させる

マインドフルネスを実践して、最も強く実感することの一つとして、考えや思いこみにとらわれたり支配されたりするのではなく、それに注意を向けることができるのだと理解するようになります。同僚の発言に感じている怒りの感情に意識を向ける——顔や胸の緊張感やほてりを感じ、嫌だなぁという気持ちや、何を言い返そうかと考えていることに注意を向けて観察する——のか、怒りの感情とそれに付随する、同僚がいかにいじわるで間違っているか、あるいは同僚に何と言い返そうかという心のナラティブに飲み込まれてしまうのか、これらの間には雲泥の差があります。

自分の考え——自分の意見やアイデア、思いこみも含めて——を自覚すると、賢明で適切なふるまい方を決めることができます。選択肢が——自分の考えを信じないとか、考えに支配されないとかという選択肢も含め——、目の前に広がるでしょう。しかし、もし自分の考えを自覚しそこなったら、古い思考パターンに従って行動する他に選択の余地はほとんどありません。今、ボウル一杯のアイスクリームがあったらいいだろうな、という思い

つきは、自分がそのような選択をしたのだと気づく前にあなたを冷凍庫まで連れていきかねないのです。この点について説明するのによく引用される次のような小話があります。人を乗せた馬がものすごいスピードで駆けていた。周りの人たちが「どこへ行くんだい？」と叫ぶと、馬に乗っていた人はこう答えた。「俺に聞かないで、馬に聞いてくれ！」多くの場合、習慣からの思いつきという形で現れた馬が、あなたの行き先を決めてしまうのです。

このため、基本的なマインドフルネスのスキルには、自分の考えと――その考えを、真実ではなく自分の心のつかの間の産物とみなして――健全な関係を築くという点があります。呼吸に意識を向けるマインドフルネスや、その他の何かに意識を向けるマインドフルネスを実践する際に、考えごとで注意が途切れることがよくあると思うかもしれません。計画立案や、心配ごと、夢想、あるいは過去を思い出すことにとらわれるかもしれません。自分の思考に意識が移ったと気づいたら、思いつき、計画、夢想、心配ごととして心に留めておく（実践七で述べた「マインドフルネス呼吸瞑想法」）とよいでしょう。心に浮かんだことに名前をつけたり、考えごとをしたということを気に留めたりすれば、その考えの内容にとらわれて途方に暮れることなく、通り過ぎていく現象として観察できるでしょう。

思いやりをもち、判断を加えない態度は、自分の考えと健全な関係性を築くのに有効です。ただし、瞑想中でも、思考を排除したり、心を空っぽにしたりする必要はありません。もし、自分の考えに何か問題になりそうな点があると気づいたならば、これは、その考えとの関係性に思慮が必要だということを示すものです。もし、自分の考えに抵抗せず、固執せず、また判断を加えずにやり過ごせれば、その考えが問題化することはないでしょう。

考えは考えにすぎないと理解し、ナラティブを手放して今この瞬間に戻ることを選ぶことができれば、不健康な習慣にあなたを閉じ込めかねない思考や思いこみと距離を置きやすくなります。

身体感覚や感情から思考を解き放つ

いつの間にか考えにふけっていたと気づいたら、意識を今現在体験していることに向け、「アンカー」に意識を戻すことは、マインドフルネスの基本的なスキルです。

しかしながら、ときに、思考は感覚、感情や衝動と結びついており、それらにも意識を向けないと不健康な習慣がずっと続いてしまうことがあります。たとえば、切ないことを思い出すと、悲しい気持ちになって、心や目元に重苦しい感じがするかもしれませんし、こうした感覚は、インターネットを立ち上げてぼんやりしたいという衝動を――もし、これが定着したパターンであるなら、なおさら――引き起こすかもしれません。「検索する」と意識的に選択した自覚も明確な目的もなく、気づいたらインターネットのサイトを転々としているかもしれません。この習慣は自分のためになりません。しかし、思考に伴う感覚、感情、衝動に身を任せると、自分の内面で感じる、クモの巣のように複雑に入りくんだ糸を解き、幸福や満足をより深めるための行動を選べます。この解き放つ実践を形式的な瞑想の時間に追求できると、日常生活の中で習慣への衝動が起こっても、その衝動を認識することのサポートになります。

呼吸を瞑想の対象あるいは「アンカー」としている場合、考えにふけっていると気づいたなら、ただ自分の呼吸に注意を戻せばよいでしょう。でも、もし繰り返し心に浮かぶ考え――たとえば、つらい思い出や恐怖や心配――に引き戻され続けていると気づいたら、注意をただ呼吸に戻すよりは、むしろ、身体に存在するありとあらゆる感覚や感情に意識を向けましょう。胸や腹に硬さを感じるなら、その感覚を完全に受け容れましょう。つらい、あるいは不快な感覚のある部位に注意を向け、そのままリラックスして深く息を吸い、リラックスした呼吸によって、つらい感情をあるがままに抱き続けます（これは、まるで身体の特定の部位に直接息を吹き込むように、感覚に息を吹き込む行為と言われます）。ある感覚に向かって息を吸い込み、思いやりと寛容さをもってそれらの感覚に向き合い、時間をかけて手放しましょう。もし役に立つなら、硬さや緊張感や熱さや無感覚などと書き留めておきましょう。存在するあらゆる感情に心を開き、もし役に立つなら（たとえば、怒りと）書き留めましょう。もし心配や悲しみ、あるいは恐怖が湧いてきたら、ただその感情に意識を向け、思考や悲しい思いと書きます。

体験のそれぞれを、ただそのままに——つまり、思考は思考のままに、感情は感情のままに、そして感覚は感覚のままに、それぞれ好きなだけ現れたり消えたりさせておくのです。

思いこみとナラティブを探索する

特定の考え方や行動パターンに慣れてしまうと、やがて、自分とこうした考え方や行動様式との関連性に選択の余地はないと信じ込むようになるかもしれません。これが私なのだと信じることさえあるかもしれません。少々いら立たしいことや取るに足らないことに対して、怒りで反応する習慣を身につけてしまっていると、私は怒りっぽい人間だとか、周りの人がバカなのだとかと簡単に信じ込み、誰かに神経を逆なでするようなことをされたり言われたりしたら、怒るしかないと思うかもしれません。

長年タバコを吸っていたら、私は喫煙者だとか、タバコをやめられるほどの自制心がないと思い込むかもしれません――しかし、こうした考えがタバコ依存症であり続けさせるのです。

仕事の最初の一時間を、目的もなくネットサーフィンしていたら、効率的に働くことなんてできないし、朝は机の前に座ってもマインドフルになれない、と思うかもしれません。

すべてをこなそうと急いでいて、常にストレスを抱えていたら、絶対に頑張り通せないとか絶対に状況は変わらないと思うこともあるかもしれません。そして、この思いこみがストレスフルな状態に拍車をかけることになります。

重要なのは、このような思いこみやナラティブを探索し、共感の仕方を理解することです。ナラティブは絶対的な真実ではなく、自分の心が作り出したものですから、ナラティブが不健康なパターンの考えや行動を促さなくなるように、ナラティブから自分自身を解き放つこともできるのです。

自分自身に、これは本当に正しいだろうか？「私は怒りっぽい人間だ」「やめる自制心がない」「絶対にこれ全部はやり遂げられない」というのは正しいだろうか？　つまり、これは、長い時間をかけて自分が作り出して、自分に重ね合わせてきた心のナラティブで、そうなると、実体はなく、「私」ではないし、手放せるものではないだろうか？　と問いかけることから始めるとよいでしょう。

否定的な思いこみやナラティブ（前述のように、たいていは、「絶対ない」とか「いつも」という単語が特徴）には、ナラティブに対して疑問を投げかける例を挙げれば対抗できます。たとえば、もし好ましくない習慣の根底に、私は決断力も集中力もないという思いこみがあるならば、早く起きて、山でハイキングに長時間集中した土曜日の朝を思い出してはどうでしょうか。

深く根づいた思いこみに働きかけるのを助ける瞑想法は、RAIN（Recognizing：認識、Allowing：許可、Investigating：探索、Not identifying：同一視しない）という頭字語で知られています。この瞑想法は、自分自身や自分の限界についての深く根づいた思いこみを断ち切るのに役立ちます。次に紹介するバージョンは、タラ・ブラックのRAIN指導に影響を受け、バイロン・ケイティの業績を踏まえているものです（Brach 2013; Katie 2002）。この実践法では、まず、不健康な習慣に気持ちを向けます。そして、自分の身体、感情、考えに何が存在するのか認識し、あるがままである――好きに行き来する――ことを許可します。さらに、習慣の継続につながる信念やナラティブを探索すればするほど、そうした思いこみやナラティブを同一視しなくなり、捨て去ることができるようになります。

実践一〇　RAIN瞑想法を好ましくない習慣や不健康な習慣に対して実践する

背筋をまっすぐ伸ばして、肩の力を抜いて、快適でリラックスした姿勢で座ります。深呼吸をしながら、少し時間をかけて心身の状態を整え、さらに息を吐くたびに、抱えている緊張やストレスを解き放ちましょう。次に、注意を緩めて、存在するものすべてを受け容れます。思いやり、好奇心、寛容さをもって応じましょう。

準備が整ったら、見直したい不健康な習慣や好ましくない習慣を意識的に思い浮かべます。この習慣について考えながら、身体の感覚に意識を向けます。何が存在しているかに気づきましょう。もし、たとえば、胸苦しさがある、あるいは、顔がほてっているならば、こうした感覚を完全に受け容れます。これらの感覚に関心をもちましょう。どのようにやって来て、どのようにしばらく留まって、（もし、変化するなら）どのように変化して、その後どのように去っていくのかを感じ取りましょう。受け容れるのに役立つなら、体験することを何もかも心の中で肯定します。硬さを肯定し……、無感覚を肯定し……、ほてりを肯定します。それぞれの感覚をあるがままに、好きなときに行き来させておきましょう。

いかなる感情にも同じように応じ――もし役立つなら、たとえば、羞恥心、怒り、悲しみなどと名づけ――、そして、これらの感情を肯定し、好きなときに行き来させることを肯定しましょう。

意識を、さらに、存在するあらゆる思考、思いこみ、そしてナラティブにも向けましょう。たとえば、これを変えるのは無理だ、何もかもうまくいった試しがない、もしくは、私は負け犬だ――自制心がない、などです。こうした思考や思いこみを優しい気持ちで意識に留めておき、その存在を肯定しましょう。

そこに存在する感覚、感情そして考えと向き合いながら、この状況について私が思い込んでいるものは何だろう？　と自問しましょう。誰も私のことを心底気にはかけてくれないとか、いつまでたっても同じことだとか、自分はいつも孤独だろうとかといった思いに気づき、気が滅入ったり、おなじみの不健康な方法で癒しを得たいという衝動を感じたりするかもしれません。こうした気持ちや考えに思いやりと配慮をもって応じましょう。一つずつ、本当にこれは正しいだろうか？　と自問しながら、思いこみを確かめましょう。この疑問を抱き続けていると、思いこみを打ち消す状況――たとえば、皆が自分のことを本当に気にかけてくれたことに気づかせてくれる思い出――が心に浮かぶかもしれません。もし、将来についての思いこみが否定的ならば、知りえない将来を一〇〇パーセントの正確さで予測できる人などいないということを思い出しましょう。物事の成り行きを知ることは不可能である、という事実をよくよく考えましょう。

このような思いこみをもったまま生きるのはどんな感じだろう？　と自問します。この思いこみは自分のためになっているだろうか、幸福感を高めるだろうか、あるいは苦しみにつながるのだろうか？　生活にどのような影響を与えてきただろう？　選択の幅を狭めてきた？　自分を友人や家族、自分自身から断ち切った？　この思いこみにはどのような感覚や感情が伴っているだろう――重苦しい気持ち？　肩身が狭い？　失望？　悲しみ？　信念を探り続けながら、気持ちを肯定しましょう。

思いこみをさらに追究し、何がこの思いこみを手放しにくくしているのだろう？　と自問してみましょう。思いこみの根底にあるのは恐れかもしれません。たぶんそれは、思いこみを手放すと無防備になり、何か悪いことが起きるかもしれないという恐れでしょう。思いこみを手放さないでいると、コントロールや自己防衛をしている感覚になるかもしれません。思いこみの下にある感情をできるかぎり受け容れましょう。胸に手をあてて、これらの感情――たとえば、こわばりや恐れ――に、私に何を求めている？　と尋ねてみましょう。どんな反応が生じても受け容れます。それは、思いやりや、寛容な気持ちや、愛かもしれません。思いやりと配慮とともに生じるいかなるものも直視しましょう。

この思いこみ――とそれに付随する感覚や感情――をしっかりと探り続け、この思いこみをもたずに生きるとどうなるだろう？　と自問しましょう。身体や感情や精神の動きに影響を及ぼす窮屈な思いこみのない生活を想像しましょう。この思いこみを手放しきったと想像し、どんなふうに感じるかに意識を向けます。安堵とゆったりとした感覚を体験するかもしれません。あるいは、この思いこみを手放すことを想像するのさえ難しいかもしれません。思いやりをもって追究し続けます。この思いこみをもたずに生きるとどうなるだろう？そして、この思いこみがなかったら自分はどんな人間になるだろう？　と。

この窮屈な思いこみをもたずに生きる可能性を探ると、自分の個性やこれから起きることへの確信を失って落ち着かないかもしれません。これは、自分の思いこみに支配されないためのプロセスの一部として正常なものです。自分自身や世界について確信がもてなければもてないほど、与えられたあらゆる瞬間に、より多くの機会を得られるということを心に留めておきましょう。

簡単なマインドフルネスの実践として、不健康な習慣に陥りそうになったら必ず自問しましょう。たった今、私は何を信じている？　幸せになるために、大丈夫だと感じるために、〇〇（たとえば、セックス、テレビ鑑賞、乱暴な運転）をする必要があると信じている？　もしそうなら、この信念がなかったらどんなふうに生きるのだろう？　あるいは、特定の思いこみを手放すには〇〇する必要があると信じている？　もしそうなら、この思い

・こみをただの思いこみとして体験し、名前をつけて（たとえば、「不安感」や「怒り」）、やり過ごすことができる？　あるいは、特定の感情を手放すには○○する必要があると思っている？　もしそうなら、この感情をただの感情として体験して、名前をつけて（たとえば、「退屈」や「悲しみ」）、やり過ごすことはできる？　最後に、意識を意図的に呼吸や身体に戻すことはできる？

習慣的な思考や思いこみから自分を引き離す――まとめ

不健康な習慣を正当化し、定着させてしまうような思いこみは、時間が経つにつれ、より強くなる傾向があります。悪循環なのです。つまり、ある習慣を繰り返すうちに、自分は大丈夫だと感じるためにはその習慣を行なわなければならないと思い込むようになり、その習慣にさらに固執するようになるのです。やがて、習慣と思いこみは、いずれもその人の人となりの一部であるかと思えるほど、根づいたものになりかねません。

本書のマインドフルネスの実践は、自分の思考や思いこみとの向き合い方や不健康な習慣から抜け出せないようにしている思いこみの手放し方を示しています。

まず、自分の思考に意識を向け、注意を呼吸（あるいは何か他の「アンカー」）に戻すようにすると、思考による支配を受けにくくし、もっと健全な関係を築きやすくなります。思考はただの思考であり、必ずしも真実ではないととらえ始めるようになります。

次に、マインドフルネスの実践は、特定の感覚が自動的に思考や思いこみを想起するきっかけとならないように、感覚、心情、感情から生じる思考や思いこみを解きほぐす助けとなります。またその逆の場合も同様です。

最後に、不健康な習慣を助長する思いこみを探究するとよいでしょう。次のように自問します。

●私が信じていることは何だろう？

●これは本当に真実？

●この思いこみをもって生きるのはどんな感じだろう？

●この思いこみをもたずに生きるのはどんな感じだろう？

●この思いこみがなかったら、私はどのような人間になるのだろう？

このようにマインドフルネスと探究を実践しながら自分の考えと向き合うと、不健康な習慣を増幅させ、定着させている長年の思いこみを和らげ、より自由に生きられるようになります。

第八章　感情、衝動、渇望の波に乗る

流れに従って、流れに任せず

——禅語

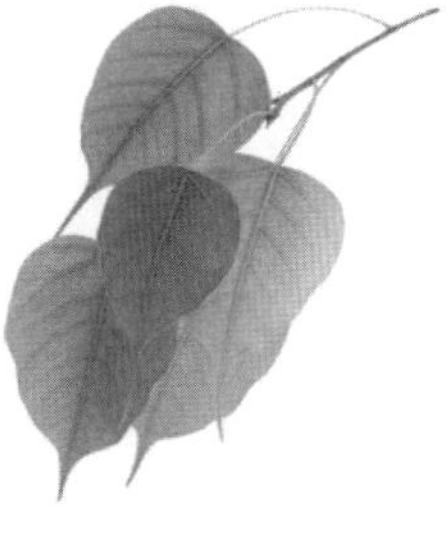

マインドフルであるということは、自身の体験を抵抗も判断も執着もなく受け容れることによって、現実に拠りどころを見出すということです。思いやりと寛容さをもって、心を開いて体験に立ち向かえば、どんなときも自分と今ここに展開する人生の流れとが一致します。しかし、考えや懸念、ストレスに任せて今この瞬間の感じ方を決めるならば、常に自分と現実や真実とが矛盾するため、苦しみは避けられません。人生とダンスを踊るというより、レスリングの試合——しかも格闘の結果に疑問の余地がない——をしているのです。

今この瞬間は、極めて苦痛に満ちているかもしれません。身体的感覚が、食べ物やお酒、ドラッグ、性行為もしくはその他の渇望に、安らぎやはけ口を見出すよう促しているかもしれません。これが、この人が、この体験がなければ、人生は耐え難い、と思考が語りかけているかもしれません。もしくは、喪失による過酷な苦痛、将来への不安、または身体的苦痛を感じているかもしれません。しかし、このような過酷な状況でも、マインドフルネスは、煩悩やストレス、苦しみから抜け出す道を与えてくれます。出口は、その体験をすることによって、体験のあらゆる側面――心情、感覚、感情、考え、渇望、衝動――を完全に受け容れること、そしてこれらすべてはいずれ過ぎ去ると理解することです。

前章で、私の不安を受け容れる体験と自分の思いこみや思考が、いかにつらい感情を長引かせたかを述べました。つまり、思いこみや思考を分析して手放し、ストレスや不安を取り除くことができたのです。不安なことを考えてしまう習慣から自由になるには、また別のカギがあるのですが、それは、体験していることを完全に受け容れ、存在するあらゆるもの――不安な考えに伴いその根底にある、不快な身体的感覚（筋肉の緊張や動悸など）や感情（懸念や恐れなど）――を肯定することです。

《私のストーリー――続き》

私は不安にかられると必ず、何か悪いことが自分に起きていて、それを拭い去るために何かしなければならないと感じていました。不安に抵抗すればするほど、ますます闘いの膠着状態は長引きました。ある夜、目が覚めて寝つけなかったときに、何か違うことをしようと決心しました。私は、感じていることを、抵抗することなく、何もかも感じるままにしてみようと心に決めました。それから四五分くらい、身体の中に湧き上がるような恐れや不安に、しっかりと注意を払いました。心臓がドラムのように激しく鼓動するのを感じましたが、私は心臓がドキドキと鳴るのを肯定しました。胃や、胸、喉の緊張を感じましたが、そこに息を吸い込むと少し和らぐのを感じました。あまりにも多くのことを抱えているという自分の思いこみに気づき、それを手放しました。感覚や感情の波に乗ることを実践し、波が来るたびに肯定しました。感覚や心情、感情の波を受け容れれば受け容れるほど、ただ単にその波に対峙しているだけ――個人的なものでなく、誰にでも起こりうる現象で、プレッシャーやストレスに対するごく一般的な、人としての反応——と、なお一層感じるようになりました。一つずつ波が過ぎ去るにつれ、次の波が来るまで安らぐ時間を体験しました。そして時が経ち、直接体験を肯定し続けるにつれ、その波は静まり、私は深い安らぎと満足した状態で眠りました。

前の章では、体験を——意思を明確にすること、体験を肯定すること、優れた注意力を発展させること、マインドフルな気づきをサポートする心の在り方と心構えを養うことによって——受け容れるのに役立つスキルや実践を示しました。この章では、マインドフルネスを、特に困難で強烈な体験に用いる方法を考察します。本書におけるマインドフルネスの実践は、自身の体験——喜びであれ悲しみであれ——を受け容れ、不愉快を回避する習慣に逃げ込むのではなく、人生を十分に受け容れることでもたらされる自由や幸福を体験するよう促します。

しかし、体験に寄り添うことに脳が「とんでもない」と言ってしまうような強い感情や渇望、衝動に、どう向き合えばよいでしょうか。たとえば、次のような状況で賢明に思いやりをもって反応するのに、マインドフルネスはどのように役立つのでしょうか。

陽光の中、静かな通りを歩いていると、突然、一台の車が大きな音を立てて爆発します。あなたは退役軍人なので、直感であたかも攻撃されたかのような反応をします。もう戦闘地域にいるのではないと分かっていても、あなたの「サバイバル脳」はうろたえています——何とかしないと！　ここから抜け出せ！

あなたは薬物あるいはアルコール依存症の回復期にあるか、もしくは最近禁煙したばかりで、強い渇望を感じていきます。その欲しくてたまらない衝動のままに行動することはとても危険で、習慣性や依存症状を一層悪化させると分かっているけれども、その一方で、我慢しがたいと思っています。

あなたの神経を逆なでするおなじみの言葉を、家族のひとり、もしくは友達に言われて、緊迫した会話になっています。あなたは防衛反応として、急に暴言を吐きたい衝動にかられます。

願望や渇望が何か（特別な周辺環境や、ある特定の時間や場所、感情によって）引き起こされると必ず、脳はより良くなるために〇〇をしなければならない、あるいは、もし〇〇をしなければ、事態はひどくなるというメッセージを送ります。

渇望が苦しみに通じることや、欲しいものを手にすることが本当の幸せにはつながらない、と心の奥底では分かっていても、習慣を通して、やがて、渇望するものを得たり、手にしても大丈夫という感覚と結びつけるようになります。二章で述べた原始的な「サバイバル脳」は、行動を起こすための緊急メッセージを送っています。そして、前頭前皮質からの、これは健康的でも役に立つものでもないという、より賢明なメッセージは、もし注意を払わないでいると、比較的感じにくく、無視されかねません。ウォルター・ミシェルが名づけた「ホット」ブレインシステムは、よりゆっくり発達する冷静なプロセスである「クール」ブレインシステムを簡単に打ちのめすことができるのです（Mischel 2014）。

同様に、極度の感情――たとえば、恐れ――を抱いた場合、サバイバル脳からのメッセージは、通常、その感情を受け容れるのではなく、何かをやれ――闘え、逃げろ、もしくは動くな――というものです。ですから、たとえば、まるで世の中からあまりに多くを要求されているかのように感じて恐ろしくなってしまうのが常ならば、その感情が高まったときに、その感情を、行き来する単なる無機質なエネルギーとして観察することは困難かもしれません。

強い感情や衝動に働きかける助けになりえるマインドフルネスの実践とは、体験の波に乗るのを学ぶことです（「衝動を乗りこなす方法」としても知られています）。この実践は、感情や心の状態の一時的な働きを理解することと、直接体験の多くの側面——感覚、感情、思考、そして願望——を、それらに従って行動することなく、受け容れることを学ぶということも含んでいます。

強い渇望あるいは感情を、それに従って行動したりそれを抑制したりせずに、体験することは困難なこともあります。ときには、何かをしなければ、その感情が永遠に続くという思いこみが、これの原因であることもあります。渇望や感情に圧倒されるように感じるかもしれませんが、これは断じて真実ではありません。数時間でも続く気分とは異なり、感情は「数分と数秒の世界により近いもの」なのです（Ekman 1994, 56）。感情——考えや衝動や感覚も同様に——は、ほんの短い間しか続かないことを理解すれば、感情を体験するままでいても大丈夫だと勇気づけられるでしょう。

詩人のアン・モロー・リンドバーグは、身体的苦痛について次のように言いました。

> 苦痛とともに歩み、その成り行きに身を任せなさい。苦痛に対して両手と身体を開きましょう。潮の流れのように波打って押し寄せてくるままに、沿岸に停泊している船のごとく身を任せておけばよいのです。十分満ちたと思った途端、はや後退し、空っぽで何もない状態にして置き去りにします。深呼吸をすると——その苦痛と同じくらい深い呼吸でなければなりませんが——苦痛からのある種の内なる解放に到達するでしょう、まるで苦痛が、自分ではなく、身体に与えられたものであるかのように。精神は身体を捧げるのです。（Kornfeld 2008, 114）

《サラのストーリー》

サラは、私が受けもつマインドフルネスストレス低減法（MBSR）のあるクラスで学ぶ受講者でした。彼女は、ある日、瞑想の実践の姿勢をとり、自分の身体に注意を向けたときに肌に感じた、パニックに通じる感覚と妙に似た、ヒリヒリする痛みがどのような感じだったか、私たちに語りました。実際に、そのヒリヒリする痛みは、パニックの引き金となる感覚のように思えました。

彼女が本格的なパニックの発作に見舞われたことは過去に一度だけしかありませんでしたが、その体験や影響から、起こったことを認識する程度には記憶がありました。そこで、彼女は、次の数分間に起こると予想されるできごとをやり過ごすために、マインドフルネスの実践を試みました。「パニック発作の症状が出始めたとき、心と身体を観察しました。そして、意識的にゆっくりと呼吸し、口元には笑みを絶やしませんでした。呼吸をしながら、だいたい一五分から三〇分間くらい、ただの思考と感情だ、と自分に言い聞かせました。さらに、パニック状態を感じてはいるが、意識はパニックに陥ってはいない、と自分に言い聞かせました。それはただ言い聞かせていただけではありません。事実でした。このパニック発作が引き起こすあらゆることを、落ち着いた場所から見ていました。あの状況で、私はパニックと、ではなく、意識と一体化することを選択したのです」。このように認識した結果、パニック発作は急速に治まり、サラは克服したことによる安堵を感じました。

同じ体験を、その日の他の時間と翌月にわたって繰り返しましたが、いずれの場合も、不安は、サラが最初に実行したように意識の中に収めることによって治まりました。ときには、不安が前触れもなく現れることを恐れ、瞑想を避けることもありました。しかしその後、彼女は、座って心を観察していれば、何かが「こっそりと自分に近づいてくる」機会は減っていくことを、瞑想の中で思い出しました。

困難な体験の波に乗るカギは、サラが述べたように、その体験（パニックや、恐れ、怒り、渇望、その他困難な感情）を、「落ち着いた場所」から見ているという意識の中で安らぎを感じることです。意識は、パニックに陥っているわけでも恐れているわけでもなく、「パニック」や「恐れ」と呼ばれる感情を観察しています。人生の嵐や混乱の渦中であっても自由と安らぎを見出すために、このような波（感情や、渇望など）が一時的なものであるということを覚えておいてください。そして、波は誰にでもあります。往き来する無機質なエネルギーだからです。意識の中で安らぎを感じつつ、その波に乗るために役立つ実践を行なうことを通じて、感情の波に働きかけ、自由を見出すことができるのです。

強い渇望、あるいはその他の困難な衝動や感情とうまく折り合うために、次の瞑想が役に立つでしょう。

実践一一　過酷な体験の波に乗る

背中をまっすぐに伸ばし、肩に力を入れず、両目を静かに閉じて、心地よくリラックスした座り方を見つけましょう。目を開けたままのほうがよければ、焦点を定めずに前方をぼんやりと見てもよいでしょう。

深呼吸を数回します。息を吸い込むと身体が落ち着き、息を吐くと緊張がほぐれます。

身体に意識を向けます。意識を身体の下へ動かしながら、緊張しているすべての部位――顔の筋肉、目、肩、胸、腹――をリラックスさせます。

リラックスしつつ、覚醒した状態で座りましょう。

不健康で愚かな選択だと分かっていることへの強い衝動や渇望を感じたときを思い浮かべてください。あるいは、困難で苦痛を感じた強い感情を体験したときを思い浮かべてください（はじめは、非常に強烈な状況よりは適度に困難な状況のほうがよいでしょう）。あらゆる体験を受け容れます。率直な感情に寄り添うことに全力を注ぎます。率直な感情を追い払ったり、衝動や感情や渇望を態度に表したりはしません。

身体の感覚に意識を向け、今ここにあるものを感じましょう。たとえば、胸に息苦しさや緊張を感じたら、それを全身で受け容れ、その感覚に息を吹き込みましょう。つまり、肯定するのです――役立つなら、心の中ではいと言います。感覚に深く注意を払い、感覚が変化するかどうか気づきましょう。より強く、あるいは弱くなっているだろうか？　一時的に去るだろうか？　別の感覚に変容するだろうか？　たとえば、息苦しさは拍動のドキドキに、ゆっくりと変わるだろうか？　この感覚を、湧き上り、頂点に達し、やがて弱まる波のように体験できるだろうか？

強い感情――恐れや悲しみや怒り――や欲求の感情のエネルギーに対しても、同様の思いやりのある受容的な注意を向けましょう。これらのエネルギーもまた、たいていは衝動に従った行動、または苦痛な感情を拒否することによって典型的に反応しかねない強い衝動をもたらしながら、どのように行き来し、上下し、絶頂に達し、消沈するのか認識しましょう。役に立つならば、強烈な衝動、渇望や感情を波として思い描き、その波に乗る自分を想像してみましょう。

自分の思考に意識を向け、思考に従って行動しなければ、どのように行き来するかを確かめましょう。このような困難な体験――あらゆるできごとを肯定すること――の波に乗り続けます。設定時間、たとえば一〇分から一五分間、もしくは瞑想をやめてもいいと感じるまで、この実践を続けるとよいでしょう。そして、目を開いて、周囲に意識を戻します。

もし、何をしているにしろ休止して、静かな時間をいくらかとって、ここに概説したやり方で直接体験を受け容れるならば、困難で苦痛な体験の真っ只中でも常に、渇望や困難な感情の波に乗ることもまたできるのです。次に述べる瞑想の実践は、ピーター・リヴァイン（Levine 1997）が開発した、トラウマを治療するための心身のアプローチであり、ソマティック・エクスペリエンシング（SE）〔身体経験メソッド〕に由来するものです。この瞑想法は、特に、あまりに苦痛で強烈すぎて寄り添うのは難しそうな体験に働きかけるときに、必ず役に立つでしょう。ＳＥのアプローチは――その中で、これは重要な一要素にすぎませんが――体の中に現れるけれども、打ちのめされる前により大きな安らぎ、静けさ、もしくは幸福の経験へと意識を移すという、強烈な体験を受け容れる、という熟練を要する方法を提案しています。自身の注意を「リソース（自分の居場所）」――心地よい身体の感覚や、ポジティブな思い出、あるいは最愛の人のイメージのような、安心な場、安全、もしくはより大きな安らぎ――へと意識的に移すこと、そしてその後、非常にバランスのとれた、立ち直る力に満ちた空間から、過酷な体験へと、そっと意識を戻すことが重要です。「リソース」と困難な体験の間を行き来して意識をそっと移動させること（ソマティック・エクスペリエンシングでは「ペンデュレイション」と呼びます）は、身体に閉じ込めたトラウマの蓄えられたエネルギーを解放する手助けとなります。この実践はまた、その他のトラウマではないけれども過酷な体験に働きかけるためにも役立つでしょう。

実践一二　過酷な体験に内側と外側から触れる

この瞑想は、心地よい姿勢、リラックスしつつ覚醒した状態にたどり着いて落ち着くまで時間をかける「波に乗る」瞑想法と同じやり方で始めましょう。

少し時間をかけて、生活もしくは実体験に存在する、自分の支えあるいは逃げ場のように感じるもの――それについて考えると、安らぎ、つながり、強さ、満足感をくれるものや人――を思い出しましょう。休暇のたびに行っていた、愛に満ちて安らいだ思い出の場所かもしれません。愛する家族、友人、先輩やペット。精神的信念と実践。あるいは、安らぎと満足感をサポートしてくれているという感情をもたらす、すべてのもの。

この特別な人物や体験（心理療法では「リソース（資源）」と呼ばれます）を心に思い浮かべると、身体と心はどう感じるでしょうか。守られ、支えられていると感じましょう。ポジティブなリソースを見つけることが難しければ、中立的な感覚——たとえば、足や腰や両手に感じている感覚——を探してみましょう。

もし、強烈で苦痛な感情をかきたてる、今現在対処している苦痛や困難があるならば、優しさと思いやりをもってその感情を招き入れ、そうして身体に意識を向けましょう。身体に何を感じるだろうか？　それをどこで感じているだろうか？　胸や喉に息苦しさを感じていれば、これらの感覚を十分に受け容れましょう。そして一つ一つ想像します。形や、色、触感はあるだろうか？　息苦しい感覚の広がりはどのくらいだろうか？　思いやりをもって、興味深く注意を払いながら、身体の感覚を観察しましょう。どのように移り変わり、どのように行き来するかに注目しましょう。感情や思考に対しても同じようにします。苦痛で困難な体験に思いやりと親しみをもって注意を向けると、困難な感情がマイペースにやって来て、やがて去っていくことに気づくかもしれません。

しかしながら、体験が過酷になり、あまりに困難や苦痛が大きく、身体の感覚や感情、思考に集中力を保てないようであれば、「リソース」のことをそっと思い、湧き上がってくる安心感、安らぎ、満足感、あるいはつながりの感覚の中でくつろぎましょう。十分に時間をかけ、バランスを取り戻すまで続けます。そうして、準備が整ったら、過酷な体験へ静かに注意を戻します。困難な場所に注意を戻すと、どのような感じかに注目し、たとえ何であれ、変わったものに意識を向けましょう。最も過酷な感情の場所を見つけ、安らぎ、回復力、あるいは満足感などの感情のうちにしまいこみましょう。これを、一五分間もしくは瞑想の時間が終わるまで続けましょう。

この過酷な体験と「リソース」の間をゆっくりと前後しながら行き来する実践は、過酷な感情を引き起こす潜在的なエネルギーを自分自身が十分に受け容れ、やがて消し去る方法として用いることができます。また、この実践は、困難もしくは過酷な体験が、瞑想や毎日の生活の中で思いがけず湧き上がったときはいつでも、役に立ちます。

感情、衝動、渇望の波に乗る——まとめ

思いやり、好奇心、そして寛容な気持ちで意識的に直接体験に注意を向ければ、必ず、体験は変わります。精神的な指導者であるジッドゥ・クリシュナムルティいわく、「自分を変えようとしなくても、自分の人となりを理解しようとし始めたのであれば、その時点でその人となりは変容しているのである」(Krishnamutti n.d.)

しかしながら、ときには、受け容れることがあまりにも困難な感情——パニック、恐れ、強い渇望や中毒症状、もしくは苦痛な感情——に出くわすかもしれません。マインドフルネス特有の実践は、これらの過酷な状況に働きかけるスキルを育むのに大変役立つかもしれません。

過酷な体験を変容させるために重要なのは、自分の身体が体験したこと、自分の感情、自分の渇望、自分の思考は、自分自身ではないと学ぶことです。たとえば、「怒っている」(つまり怒りを引き起こすようなストーリーにとらわれている)のではなく、自分の怒りを意識しているのです。悲しんでいるのではなく、自分の悲しみを意識しているのです。感情に飲み込まれたり、完全に一体化したりすることなく、体験は観察できるものなのです。

もし、過酷な体験に付随して起こる、感覚や感情、思考を受け容れながら、「波に乗る」ことを習得できれば、最も困難な瞬間でさえ、それが続く時間は限られていると分かるでしょう。それはやってきて、しばらく留まり、やがて去っていくのです。このように認識すれば、大きな自由と安らぎを得ることができるでしょう。

第九章　良いものを取り入れる
——満足感や幸福を支える感情を育む

一切の生きとし生けるものは幸せであれ。
安穏であれ、安楽であれ。
——Buddha

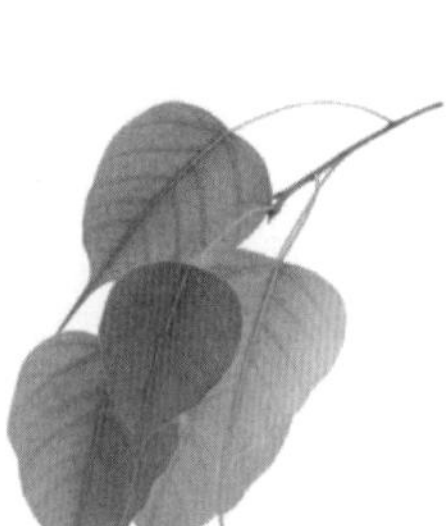

快適さや安全、または満足感への欲求を満たしたいとき、あるいは、恐れ、孤独、悲しみといった不快な感覚を避けたいとき、こうした困難な感覚を和らげたり、必要だと思うものを手に入れたりするために、利用できる最善の手段を探し出します。アルコール、ドラッグ、タバコ、買い物、性行為、ネット検索、短時間の気晴らしを求める数えきれないその他の方法に逃げ込むかもしれません。すでにご存じのように、もしこの行動を繰り返し同じ状況で行なうと、不健康な習慣に変わるかもしれません。習慣を変えるのは難しいですが、マインドフルな意識は、好ましくない習慣を捨て去り、よりためになる習慣を身につけるための重要な道筋になりえます。

自分の人生と価値観や目的を調和させるためのもう一つのスキルは、有益な感情や精神状態を育むことです。充足感、喜び、安らぎ、あわれみ、そして親愛など、満足な生活を導き、苦しみをもたらす感情や精神状態の影響を制限する助けとなるあらゆるものが含まれています。

本書では一貫して、感情を、本質的に「良い」とか「悪い」、「ポジティブ」とか「ネガティブ」なものとして扱ってはきませんでした。むしろ、向き合い方次第で作用が変わる、状態や状況に応じた自然な反応であるとしてきました。したがって、人はたいてい怒りをネガティブな感情ととらえますが、マインドフルネスとセルフ・コンパッションをもって怒りのエネルギーに向き合えば、ネガティブな影響などないのです。つまり、通り過ぎゆく強大な気候システムのように、ただ来ては去るものなのです。怒りが適切な行動を求めていることもあります――たとえば、目の当たりにした不正に、賢明かつ思いやりをもって応じる場合です。同じことが、羞恥心、罪悪感、悲しみ、恐れといった他の困難な感情にもあてはまります。

逆に、ポジティブだととらえている感情が、マインドフルネスと分別をもって向き合わないと、つらい結果をもたらすことがあります。喜びは空騒ぎになりかねません。無意識の愛は、非常に強い欲求や不健康な愛着の元になりかねません。落ち着きは、無関心や拒絶になりかねません。

感情は、できごとや状況（あるいは自分が考えていること）に反応したという合図です。いわゆるネガティブな感情は、何百万年にわたる進化に起源があり、先祖たちにとっては生き残るために不可欠なものでした（Hutson 2015）。恐怖は、知覚した脅威に応じて生じるもので、危険から逃れ、自分自身を守るために心身を活性化させます。怒りは、自分の安泰を守るための行動の動機になります。羞恥心や罪悪感は、自身の状況や行動に意識を向けて、適切に反応するよう促します。

したがって、恐怖心、怒り、羞恥心、罪悪感は、役に立つ合図として受け取ると、極めて有益です。しかし、こうした困難な感情に下手に応じると、たとえ感情自体はネガティブでなくとも、結果はネガティブになりえます。だから、もし、誰かがあなたを怒らせる行動をとった場合に、何とひどい人だというナラティブで応じると、もっと危害を及ぼされるのではないかという恐怖のストーリーを作り上げて、自分を守るためにその人を傷つけることを正当化してしまうかもしれません。歴史的にも、グループやリーダーたちが恐怖に対処する手段として他人への攻撃を命じたような場合に、回避できたはずの甚大な苦しみを引き起こしてしまうのを見てきました。

恐ろしい状況は、同じことがまた起きるかもしれないというストーリーに心の中で形を変えると、慢性的な不安や心的外傷後ストレスにつながることがあります。罪悪感や羞恥心は、マインドフルに対応しないと、無力感や気持ちの落ちこみ、自傷につながることがあります。重要なのは、どのように反応するかです。

「ネガティブ」とよく言われる感情（恐怖心、怒り、羞恥心、悲しみ）と一般的に「ポジティブ」と呼ばれる感情（たとえば、喜び、愛、そして満足感）の間の一つの重要な違いは、前者が焦点を狭めるのに対して、後者は選択の幅を広げるという点にあります。意識的に選択の幅を広げるような感情を取り入れると、焦点を狭めてしまう困難な感情に対処しやすくなります。怒り、悲しみ、恐怖心など、不健康な習慣や有害な習慣を引き起こしがちな感情に対処する場合は、特に役立ちます。

バーバラ・フレドリクソンは、ノースカロライナ大学の心理学者でポジティブ心理学の分野の専門家です。彼女の研究室ではこの原則を実証しました。感情を表すのに「ポジティブ」や「ネガティブ」という単語を使うことには賛同できませんが（理由はすでに述べました）、説得力のある研究なので、この研究について述べる間は彼女の表現を使うことにします。

フレドリクソンと共同研究者らの研究は、ポジティブな感情が活性化すると、ネガティブな感情による心臓血管への影響が打ち消されることを明らかにしました。ある研究では、実験の参加者たちに、恐怖心と心臓血管の活動（心拍、血圧、その他の指標を計測）の増加を引き起こすような映画の一場面を見せました。それに続いて、ポジティブな感情を引き出すように意図された映画の一部を見た参加者たちは、（悲しみを引き出すように意図された映画の一部、あるいは、何の感情も引き出さないように意図された映画の一部を見せられた参加者とは対照的に）心臓血管の活動が最も速く回復しました。これにより、ポジティブな感情はネガティブな感情を打ち消すという仮説が支持されたのです（Fredrickson and Levenson 1998）。

フレドリクソンは、ポジティブな感情を育めば、ネガティブな感情の狭窄効果に対抗できると結論づけました。ポジティブな感情とネガティブな感情は、基本的に相容れません。彼女はそれを、個々人の「考えと行動のレパートリー」が同時に狭くかつ広い状態となることはありえず、この不一致がポジティブな感情の打ち消し効果の主な原因であると表現しています（Fredrickson 2000）。

フレドリクソンと共同研究者らの研究の意味するところは、有害な習慣を変えるうえで重要です。私たちはたいてい、つらい気持ちやムード、精神状態のときに、不健康なパターンの行動に引き寄せられます。悲しかったり、孤独だったり、怒っていたり、怖がっているときには自分を落ち着かせるのに最も簡単で手近な方法に頼ってしまうものですが、たいていは長い目で見ると最善ではないし、根源的な目的を反映してはいません。

仏教の教えはフレドリクソンが実験で発見したことを裏づけています。たとえば、親愛の心を育むと、怒りと嫌悪が和らげられ、啓示は疑念を和らげます。困難な感情や精神状態に対して、自分の選択肢を広げるような感情で応じられる方法を、ここにいくつか挙げます。

●**退屈や無感覚**——そしてたぶん、ネットに膨大な時間を費やして、気分を紛らわせがち——ならば、「退屈」という体験を完全に受け容れることから始めましょう。身体ではどのように感じているでしょうか？　どのような考えや信念が頭をよぎるでしょうか？　そのまま受け容れる気持ちで自分の体験に向き合い、今そこにあるものを認識し、それをあるがままにしましょう。そうして、困難な感情や自身の体験全体に、興味と好奇心を向けましょう。意識を興味や探索、好奇心へと向け、自身の体験がどのように展開していくか確かめましょう。

●落ち着かなかったり動揺したりしているなら、あるいは、先のことに気持ちが向いたり、不健康な方法で不快な気持ちを紛らわせたりして習慣的な「行動」モードに引き寄せられている気がするなら、感じていることすべてをそのまま受け容れ、心を開きましょう。次に、準備が整ったら、安らぎのイメージを思い浮かべます。落ち着いて安心した気持ちのときを思い出し、平穏で安心していられるよう自分自身に祈る気持ちを送ります。私が安らかでいられますように……私が平穏に暮らせますように。落ち着きのなさや動揺の対抗手段として、安らぎや落ち着きを育みましょう。

●悲しいときや気が滅入るときに、習慣的な飲食、あるいは気晴らしに引きずりこまれてしまうなら、こうした感情やそれに付随する思考に思いやりと寛容な気持ちをもって向き合いましょう。そうして、準備ができたら、心や思考に喜びと幸福の感情を招き入れます。幸せや喜びを感じたときを思い出すとよいでしょう。こうした感情をもたらしてくれる人のことを考えたり、人生で感謝しているあらゆることに思いを巡らせたりするのもよいでしょう。こうした喜びの感情を自然に起こるがままにしておきましょう。

●怒りや恐れを感じて、自分や他人を傷つける言動、もしくは自分を不健康なやり方で鎮めようとする衝動に気づいたら、思いやりと受け容れる気持ちをもって怒りや恐れの感情と向き合いましょう。そして、準備ができたと感じたら、慈悲や共感に気持ちを向けましょう。もし、友人や家族の思いやりのない思慮を欠いた言動に対応するなら、まず、思いやりとあわれみの心をもって自らの体験に向き合いましょう。胸に手をあてて「この苦しみのことを気にかけている」と言葉にして体験している痛みを認識したり、「つらさと苦しみから逃れることができますように」などと、思いやりのある言葉を自分自身に送ったりしましょう。もし準備ができていると感じたら、相手の幸せに思いを馳せ、思いやりのない思慮を欠いた行動を引き起こしたのかもしれない相手の人生の状況を考えて、相手の幸運を祈ってもよいでしょう。「つらさと苦しみから逃れることができますように」「幸せになりますように」。この実践は、有益だと感じるかぎり続けましょう。

つらい感情や精神状態への対抗手段として、有益で包容力のある感情を育もうとするときに、念頭に置いておくべき最も重要なことの一つは、困難な感情を避けたり、抵抗したり、否定したり、何とかして逃げようとしたりするために行なっているわけではないということです。体験を受け容れようとしないことは、困難な感情や精神状態の下地を作ります。喜びや満足のような感情を、たとえば恐怖や怒りなどのつらい心情にもたらすことは、困難な感情を包み込み、消滅させることができる安らぎや平穏、思いやり、愛の空間を作り出すことと似ています。

これから二つの長く培われてきた実践法を見ていきますが、これらは最近の科学的な研究において、すでに、人々のストレスや不安感を少なくし、生活の満足感や質の向上につながることが実証されてきました。慈悲とセルフ・コンパッションの実践です。

慈悲

慈悲の実践法は、生きとし生けるものへの親しみ、思いやりや幸福の感情を育むだけではなく、恐怖や怒りを和らげる手段として、ブッダの教えに起源があります。慈悲の瞑想の起源となる仏教の物語の中で、僧侶の一行が瞑想しようと森に入っていきます。森の精は僧侶たちが侵入してきたことを嫌がって、恐ろしい音や悪臭を放ったため、僧侶たちは大いに狼狽し、ブッダのところに行ってもっと静かな場所で瞑想したいと頼みました。ブッダはそれを認めず、慈悲の実践を教えました。僧侶たちが森に戻ると、森の精は僧侶たちからの愛と友情を感じ、彼らを歓迎し守ってくれました。

優れた瞑想の指導者であるシャロン・ザルツバーグは、慈悲の瞑想法の起源であるこの物語について解説しています。「この物語には、心が恐怖で満たされていても慈悲の本質は深く浸透するという深意があります。さらに、慈悲が浸透した心は、恐怖に打ち負かされることはありません。たとえ恐怖が芽生えることがあっても、慈悲で満たされた心を征服することはないのです」（Salzberg 1995, 21）

慈悲とは、「遍満（境界がない）」とか「無量（測定不能）」と表現される資質です。修行を積めば、自分自身や他人に感じられる思いやりや愛に限界はなくなり、自分の願いや想いの対象に境界なく誰しもを含められるようになるからです。

慈悲は、仏教で「梵住《ぼんじゅう》」――自分が生まれた最良の家〔梵天（母父）の住むところ〕――と呼ばれる四つの資質〔四梵住、慈・悲（＝あわれみ）・喜・捨（＝平静）〕の一つです。その他の資質は、あわれみ――他人や自分の苦しみへの開かれた愛情あふれる心の反応、共感あるいは感謝する喜び――他人の幸せを喜ぶこと、そして平静――苦しみや快感、喜びや悲しみ、その他人生のあらゆる浮き沈みにもかかわらず均等で均衡のとれた心です。

これらの心を開いた資質は、つらく苦悩に満ちた精神状態にないときに自然に現れます。怒りや貪欲といったつらい状態を捨て去ったとき、生来の善良さや愛に満ちた本質を受け容れるのです。また、自分自身と他人の幸せを意識して願うことで、これらの資質を育むことができます。

実践は、生きとし生けるものの幸福を意図的に願うことを必要とし、「私・あなた・生きとし生けるものが無事で……幸せで……健やかでありますように」というフレーズで表現されます。旧来、この実践は自分自身の無事と幸せと満足を願うこと――「私は幸せでありますように」――から始まります。というのも、自分自身に心を閉じていたり、批判しがちであったりしては、他人の幸せを心の奥底から願うことはとても難しいからです。自分自身から、やがて、仲の良い友人や愛する人たち、特に親しいわけではない人たち、つきあいづらい人たち、そしてついにはすべての生きとし生けるものを含めていきます。思いやりや愛情をもちやすい相手に心を開くことを通じて、人生でつきあいづらい人たちに対しても幸福を願う能力を育てることができます。

自分の中に思いやりや親しみが生じる資質を身につけるには、言葉やイメージや感情を使ってもよいでしょう。しかし、実践している途中に思いやりや愛を感じる必要はありません。自分自身と他人の幸福を願う気持ちがあれば十分です。そうすることで、いつ花開くのかは予測できませんが、思いやりや愛の種を蒔いているのです。そしてもし、ネガティブな感情が込みあげてきたら――たとえば、いら立ち、欲求不満、あるいは怒り――、思いやりをもって向き合い、親しみを込めて願い続けましょう。

実践一三　慈悲の瞑想法

まず、心地よく、リラックスできる姿勢を見つけましょう。椅子やクッション、ベンチで行なってもいいし、横になってもかまいません。これからやるべきことを考えたり、過去のことを思い出したりしているかもしれませんが、それは忘れて、自分の意識がここにあるようにしましょう。二、三回深く呼吸をして、呼吸が胸や心臓のあたりを通るのを感じましょう。

まず、自分自身から始めましょう。次のフレーズ、あるいは自分への願いを最もよく表す自分の言葉やフレーズを繰り返し唱えます。

● 私が安全でありますように、私に危害がありませんように。

- 私が幸せでありますように。
- 私が健康で元気でありますように。
- 私が安心して生活できますように。

これらのフレーズを繰り返しながら、心の中に自分のイメージを思い描き、自分の幸福を願います。ポジティブもしくは心地よい感覚が生じたら、これらの感覚を受け容れて十分に認識し、さらにフレーズを繰り返してその感覚を強くします。

もし、抵抗する感覚が込みあげてきたら、思いやりと親しみをもって向き合います。胸に手をあてて、抵抗感や困難な感覚を認めてもよいでしょう。もし、自分自身の幸せを願うのが難しければ、自分を、安全でいたい、愛されたい、幸せでいたいと願う赤ちゃんや小さな子どもであるとイメージして、自分自身に慈悲の言葉を伝え続けましょう。思いやりや気づかいの精神で、生じるものすべてを受け止めます。

自分自身に慈悲を向けた後は、仲の良い友人や愛する人――自分のことを心から気にかけてくれる人たち――を思い浮かべ、彼や彼女たちのイメージを心の中に浮かべましょう。彼や彼女に話しかけるように、慈悲のフレーズをゆっくりと繰り返します。

- あなたが安全でありますように、あなたに危害がありませんように。
- あなたが幸せでありますように。

●あなたが健康で元気でありますように。
●あなたが安心して生活できますように。

フレーズを繰り返しながら、生じる感覚をすべて受け容れて実感します。心の中に生じる言葉やイメージ、感覚を用いて、仲の良い友人や愛する人の幸せを願う意思を強くしましょう。

準備ができたと感じたら、慈悲の範囲を外側に広げます。まず、他の友人や知り合い。そして、知らない人たち。次に、つきあうのが難しい人や対立する人たち。さらに、空気中や地中、水中の生き物を含む、あらゆる場所にいる他人。ついには、生きとし生けるものすべて。

慈悲の瞑想は、型通りの手順というよりは、むしろアートのようなものです。言葉、感覚、イメージは何でも用いることができ、実践することであなたの心が自分や他人に対して開くようになるのです。これは、愛する人で始めてから、次に自分自身に慈悲の願いを伝えてもよいかもしれません。あるいは、完全に言葉は省略して、自分の意思と感覚にただゆだねてもよいでしょう。

慈悲の瞑想を一五分間、毎日あるいはできるだけ頻繁に行ない、そして徐々に瞑想の時間を三〇分かそれ以上に延ばしていくことを勧めます（慈悲の瞑想の実践は本書の版元のウェブサイトでダウンロードできます：http://www.newharbinger.com/32370）。この実践は日常生活に取り入れることもできます。バスや電車、飛行機に一緒に乗っている人たちの慈悲と幸福を願うこともできるし、また自分をいら立たせる職場の同僚の慈悲と幸福を願ってもよいでしょう。

近年の科学的な研究では、慈悲の瞑想が非常に有効であることが示されています。スタンフォード大学慈悲・

利他主義研究教育センターのエマ・セッパラは、慈悲の瞑想の効用について一八の科学的根拠を明らかにしています（Seppälä 2014）。いくつかの例を挙げましょう。

●慈悲の瞑想を実践し、ポジティブな感情を高めた人たちは、それに続いて個人の資質を高めた（たとえば、人生の目的を見出す、社会的支援が増す、病気の症状が減る）（Fredrickson et al. 2008）。

●偏頭痛持ちの人たちの場合、二〇分間の慈悲の瞑想をすると、痛みを訴える人が三三パーセント減り、緊張感を訴える人が四三パーセント減った（Tonelli and Wachholtz 2014）。

●慢性的な腰痛持ちの人たちについての研究では、八週間の慈悲の瞑想プログラムの参加者に、痛み、怒りや苦悩を訴える人が有意に減少した（Carson et al. 2005）。

●一二週間の慈悲の瞑想プログラムで、心的外傷後ストレス障害（PTSD）と診断された退役軍人の鬱病やＰＴＳＤ症候群の症状が有意に減少した（Kearney et al. 2013）。

●統合失調症スペクトラム障害の患者を対象とした予備研究では、慈悲の瞑想は、統合失調症の症状軽減とポジティブな感情の増加、心理的な回復と関連していることが発見された（Johnson et al. 2011）。

●その他の研究では、慈悲の瞑想は、リラクゼーション効果の増大とストレスの軽減（Law 2011）、共感力の強化（Klimecki et al. 2013）、マイノリティへの偏見の軽減（Kang, Gray , and Dovido 2014）、そして女性の老化現象の軽減（Hoge et al. 2013）と関連づけられている。また、たとえ数分でも慈悲の瞑想を実践すると、社会とつながっている感覚や知らない人に、より積極的に接するようになることが示されている（Hutcherson, Seppälä, and Gross 2008）。

セルフ・コンパッション

不健康な習慣のパターンを変えるために育むことができ、より役立つ習慣のパターンを作る最も重要な資質の一つは、セルフ・コンパッション（自分への労わり）です。これは、思いやりをもって、判断を加えることなく体験と向き合い、さらに自分の困難はあらゆる人が共有する苦しみの一部だと認識する資質です。近年、研究で自分や他人への労わりの効用が証明されるにつれ、セルフ・コンパッションへの関心は顕著に高まっています。グーグル・スカラーによると、二〇〇九年には「Compassion（労わり、思いやり、あわれみ）」という単語を含む学術論文は三万七五〇〇件発表されており、一九九〇年の五〇〇〇件未満から急増しています（Jazaieri et al. 2014, 23-24）。

習慣的な行動——たとえば、本能を満たすものを欲する、注意散漫になってしまう——に引き寄せられそうになったときに、セルフ・コンパッションを実践すると、自分自身に対する思いやりの気持ちが培われ、判断を加えることなく自分の体験に向き合えるようになります。こうした感情を体験し、自分の苦しみが和らぐよう願っているのは、自分だけではないのだと認識するでしょう。

また、セルフ・コンパッションは、「ちょっとした間違い」をおかしたときや、古くからの習慣に逆戻りしたときにも、前向きに対応する助けになります。たとえば、タバコをやめようとしているのにストレスから吸ってしまうと、自分に対して批判的な気持ちになります。しかし、ちょっとした間違いにセルフ・コンパッションを向けると、次にタバコを吸いたい誘惑にかられたときに衝動のままに行動するのを控えると約束する、という選択ができます。

クリスティン・ネフは、オースティンにあるテキサス大学の教授で、セルフ・コンパッションに関する著名な作家かつ研究者です。彼は、セルフ・コンパッションは次の三つの要素を内含すると定義しています。

一　自分への思いやり――自分自身に批判的・判断的にならずに、穏やかに理解を示すこと。

二　共通の人間性の認識――孤立や疎外ではなく、他人とのつながりを感じること。

三　マインドフルネス――体験と一体化したり避けたりすることなく、意識のバランスを保ちながらその体験を受け止めること。

ネフは、この三つの重要な要素に関連する質問への回答をベースに、思いやりをもって自分自身を労わる個人の能力を測る指標を作りました。

ネフの指標――セルフ・コンパッション・スケール、あるいはＳＣＳと呼ばれる――を用いた研究で、この労わりの指標レベルが高いほど、メンタルヘルスの問題が少ないことが分かっています。計四〇〇七名が参加した二〇の研究の総括では、「満足を得ること、落ちこみや不安の軽減、ストレスからの回復力を高めることへのセルフ・コンパッションの重要性の経験的証拠」（MacBeth and Gumley 2012, 550）が得られたとしています。

他の研究では、次のようなセルフ・コンパッションの効用が認められてきました。

●セルフ・コンパッションは、身体のストレス反応を弱めて、労わる反応を高める（Gilbert and Procter 2006）。このことが、感情の回復力を与えつつ、支えられている、しかも最愛の人によって、という感覚を導き出すこともある。

●セルフ・コンパッションは、「幸せ、楽観主義、知恵、好奇心や探求心、個人のイニシアティブや相手の感情を理解する能力といった心理的な強みと関連している」（Neff and Germer 2013, 29）。

●セルフ・コンパッションは、コルチゾール――ストレスホルモン――と心拍数の変動幅を低減させる。これは、くよくよ思い悩むこと、完璧主義、失敗への恐れの軽減に関連するものである(Neff and Germer 2013)。

●セルフ・コンパッションは、ダイエットや運動を続けたり、タバコを減らしたり、必要な医学的治療を求めるといった健康に関連した行動を促す（Germer and Neff 2013）。

うれしいことに、セルフ・コンパッションは、マインドフルネスと同様、訓練や実践を通じて会得したり、深めたりすることができます。クリスティン・ネフとクリストファー・ガーマーが開発した、八週間のマインドフル＝セルフ・コンパッション・プログラムは、参加者のセルフ・コンパッションのレベルを四三パーセント引き上げました（Neff and Germer 2013）。

実践一四　セルフ・コンパッション瞑想法

この瞑想は、慈悲の瞑想に似た形式をとりますが、自分自身に対する労わりを育むことに重点を置いています。

リラックスして、心地のよい姿勢で座ることから始めます——あるいは、静かな場所を歩きながらでもこの瞑想は実践できます。少し時間をかけてリラックスし、いくつか深呼吸をして心と身体の緊張を解き、緊張している部分すべてをリラックスさせて、目と口の周りに笑みを浮かべましょう。

体験しているいかなる苦しみ——悲しみ、孤独、恐れ、心の傷、心配——にも、労わりの注意を向け、そして、自分の気持ちに優しさと配慮をもって向き合います。悲しみや孤独を感じている理由についてのあらゆるストーリーや思いこみを手放して、今感じている気持ちに心を開きましょう。

思いやりや寛容な気持ちとともに、身体の感覚に、心を開きましょう。思いやりをもって、今ここにあるつらい気持ちに耐えるために、胸に手をあててもよいでしょう。配慮とあわれみと理解をもって、つらい気持ちに向き合うよう、心に念じます。

自分だけなのではない——今この瞬間にさえ、他の人たちも、困難やつらさ、喪失感を感じている——ことを自覚しましょう。あなたが感じていることは、何もかも人間が共通して感じることです。さあ、思いやりをもって次のフレーズを繰り返し自分に言いきかせましょう。

●私が安全でありますように。

●私が幸せでありますように。

●私が自分に対して思いやりをもてますように。

●私があるがままの自分を受け容れることができますように。

これらのフレーズを繰り返しながら、身体に起こるすべての感覚を受け容れ、思いやりと寛容な気持ちをもって、感じているあらゆることに向き合います。気持ちが散漫になったら、いつでもこれらのフレーズを繰り返して、今ここにある身体の感覚にそっと意識を戻します。

もしこの実践で強い心情や感情が引き起こされたら、呼吸に意識を戻します。そして準備ができたと感じたら、セルフ・コンパッションのフレーズに戻ります。

最後に、数分間静かに座り、今ここにあるあらゆる感情や感覚に心を開きます。湧きあがる自分への思いやりの感情をすべて受け容れ、もし感情が湧きあがらなくても、あるいはネガティブで困難な感情を感じていても、思いやりと寛容な気持ちをもって向き合い、この実践に取り組もうとした努力と意思を讃えましょう。

良いものを取り入れる――まとめ

悲しみや怒り、恐怖、孤独といった困難な感情は、満足な生活につながらない習慣の引き金となりえます。こうした感情をもつと、困難な感情を避ける方法を求めてしまうため、不健康な飲食や、喫煙、現実逃避、考え事でストレスをためることにつながるのです。

「ポジティブな」感情が、「ネガティブな」感情による影響を打ち消し、与えられた状況への反応をより幅広く受け容れることを助け、ストレッサーを乗りこえて心の回復力を高めることが、研究により示されています。思いやりや許容といった選択の幅を広げ深める感情を育むと、「ちょっとした間違い」を失敗としてとらえにくくなり、あきらめにくくなるため、習慣を変えるうえで役立ちます。

何千年にもわたり、人々は、慈悲の実践やセルフ・コンパッションを実践することで自分自身や他人への思いやりと配慮を育むだけではなく、つらい気持ちや精神状態の影響を受けないようにしてきました。最近の科学的な研究は、こうした昔からの瞑想の実践が、さまざまな人々に恩恵をもたらし、運動や禁煙といった健康的な行動を促すという効果を実証しています。

第一〇章　人間関係とそれを取りまく社会で害をなす習慣を打破する

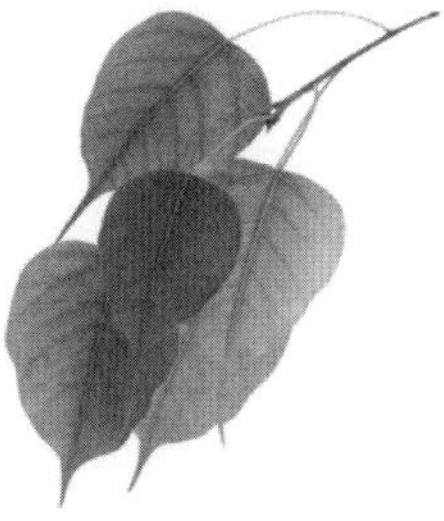

肌の色や育ちや信仰のちがう他人を、
憎むように生まれついた人間などいない。
人は憎むことを学ぶのだ。
そして、憎むことが学べるのなら、
愛することだって学べるだろう。
愛は、憎しみよりも、もっと自然に人の心に根づくはずだ。

——Nelson Mandela, Long Walk To Freedom: The Autobiography of Nelson Mandela

この章では、コミュニケーション、とりわけ対立している状況で生じうる有害な習慣と、集団が共有する有害な思考や行動の習慣的パターン（皆さんは理解していますように）について述べます。

人間関係における習慣にマインドフルネスを導入する

個々の脳神経系システムが、繰り返すことで特定の行動や思考のパターンを自動的に形成するように、習慣は極めて個人的なものです。しかし、習慣はまた、非常に相関的でもあります。私たちは、典型的な社会的生き物であり、考え方や行動は、他人――保護者、家族、友人、属しているコミュニティ、そしてその周辺社会――との関係性で育まれます。そのため、習慣は、たいてい子どもの頃の体験に根ざしています。たとえば、愛されたり、感情を込めて育てられた感覚がない結果、食べ物で自分を慰める習慣を身につけてしまう子もいます。本当のことを話したら両親が怒り出すことを恐れる子は、うそをついたり言い逃れたりする習慣を身につけ、やがて、権威ある人と直面したり、プレッシャーを感じたりすると、必ずこの習慣が出てしまうようになることもあります。隣人の噂話や怒りの爆発が普通だった家族に囲まれて育った子は、同じ話し方の習慣をもった大人の自分に気づくかもしれません。

さらに、不健康な習慣はたいてい、人間関係で強化され、永続することになります。たとえば、特定の友人と飲みすぎる習慣があるならば、その友達といると必ずこの習慣に陥るかもしれません。それればかりか、緊密な関係性をもつ者同士（たとえば、パートナー、夫婦、家族）であれば、互いのツボを心得ていて、喧嘩を泥沼化させる、予測可能でお決まりの反応を引き起こすこともできます。

このパターンを変えるためには、本章に先立つ七つの章で紹介したスキルや実践――たとえば、つらい気持ちにかられて行動するのではなく、その気持ちをもったまま、じっとしていられるようになることや、意識を向け不健康な習慣を長引かせる思いこみと一体化しないことを選ぶこと――が役に立ちます。

対立した状況におけるマインドフルなコミュニケーション

不健康な習慣が、人間関係において苦しみの原因となる特に重要な領域は、コミュニケーションの分野です。つまり、自分の感情を表現したり自分の要求を満たしたりするために、どのような言葉づかいをしているかということです。

コミュニケーションの不健康な習慣は、和解どころかむしろ、対立を悪化させてしまうでしょう。私たちは言葉を用いて、具体的に話し合ったり、自分の感情を認めたり、協力したりするよりも、何かを一般化したり、批判したり、決めつけたり、責めたり、決断したり、他の誰かを攻撃したりしがちです。このようなパターンに陥ることに意識を向けたり、対立や分裂を悪化させるのではなく和解につながる言葉づかいをすることで、自分自身のコミュニケーションの不健康な習慣を変えることができます。

コミュニケーションの習慣を改善し、人間関係――特に対立している場合――に和解をもたらし、理解をするために、筆者が、非常に役立ち、効果的だと思うアプローチは、心理学者であるマーシャル・ローゼンバーグ（Rosenberg 2003）によって構築された非暴力コミュニケーションの実践です。

非暴力コミュニケーションには賢明なコミュニケーションを育むための枠組みがあり、それには次のような内容が含まれます。

一　評価や判断ではなく観察の言葉を使うこと。
　毎週のランチの約束に遅れてくる友人に「いつも遅れてくるよね」と言うのではなく、約束の時間に一五分以上遅れてきたのはこれで三回目であることを指摘するのがよいでしょう。観察の言葉で話すと、相手の性格に目を向けたり、大雑把に一般化するのではなく、現実に起こったこと、あるいは起きていることについて話し合えるでしょう。

二　感じていることを表現すること。
　たとえば、「よくも、グループ皆の前で私に恥をかかせてくれたわね。二度とあなたのことは信用しないわ」ではなく、「私について、グループの皆に、あのような意見をしたときは戸惑ったし、むっとしたわ」。あなたが感じたことを表現するとき、相手を責めたり、攻撃するのではなく、直接体験を話しましょう。こうすると、相手は身構えることなく、あなたがどう感じたか分かるでしょう。

三　欲求は何か理解すること。
　対立している場面では必ず、あなたには満たそうとしている欲求があります。そしてその相手もまた、かなえようとしている欲求があります。あなたの欲求は、つながり、明確さ、安全、自尊心かもしれないし、あるいは何か他のものが欲しいのかもしれません。非暴力コミュニケーションは、両者の要求を満たそうと努力する方法です。自分自身の欲求を観察すると、その状況で、自分が求めているものにつながる習慣的な見方や判断を深く探ることができます。さらに相手の要求に気づくと、相手は聞いて理解してもらえたと感じて、両者ともに要求を満たす可能性は大きくなります。

四　頼むこと――求めるものを曖昧にして要求するのではなく、自分の要望を伝える。

たとえば、「帰宅が遅くなるようだったら、電話して教えてくれない？」あなたが必要なことを頼むと、相手はイエスかノーと答える機会をもらえます。そして返事がノーであれば、要求を満たす他の手段を探すことができます。

自身のコミュニケーションの習慣を振り返ってみて、相手との対立や決別をもたらすパターンが分かりますか？　政治的な議論やディベートで、相手の考えや政策を議論せずに、相手を攻撃していませんか？　パートナーや配偶者、家族の行動を表すとき、「絶対～ない」や「いつも」という言葉――たとえば、「いつも遅刻する」とか、「絶対やり通さない」――を使いますか？　観察ではなく、判断の言葉――たとえば、「彼はまったく頼りにならない」とか、「彼女は信頼できない」――で話しますか？　要求（相手を防衛的・反抗的にさせる）や最後通告をしますか？

非暴力コミュニケーションなどのマインドフルで思いやり深いコミュニケーションのプロセスは、用いなければ人間関係の対立や誤解、決別をあおりかねない、不健康なコミュニケーションの習慣を変えるのに役立ちます。

コミュニケーションのパターンは、生涯をかけて身につけたものですから、変えるには熱心に根気強く取り組むことが必要です。それは、本質的に、自身と他者への思いやりの気持ちに基づくマインドフルネスの実践です。習慣を変えるために、これまでの七つの章で学んだ、非暴力コミュニケーションのスキルに裏づけられ、自身のコミュニケーションにマインドフルネスをもたらすよう仕上げられたスキルを活用することができます。

共有する習慣へのマインドフルネスの応用

これまで本書で語り、取り組んできた習慣は、主に、自分の要求に応えるために自ら選択し、一貫した状況で繰り返して習慣となったものです。これらの習慣が本当の興味や真意と矛盾しているならば、習慣を変えるのは自分のためになるので、不健康な習慣を変える役に立つマインドフルネスのスキルを詳しく探ってきました。しかし、その習慣が、特定の要求に応えるために選択したり努力した結果としてではなく、自然と取り入れてきたために――言うなれば、誰もが飲む水を吸収するように――形作られたのだったらどうでしょう？

太古の昔から、文化や社会は、伝統的な知恵や、宗教的な修行や儀式、法律、道徳規範、そして歴史を、ある世代から次の世代に伝えてきました。個人的な健康的な習慣と同様に、その見解や規範、実践の多くは問題はなく、その見解や行動を身につけて育った子どもの多くは、比較的バランスのとれた、思いやりのある市民になります。しかし、もし、社会的に認められた法律や道徳規範や行動が、人をずっと傷つけ続けているとしたらどうでしょうか？　このような考え方や行動の集団的パターンは、マインドフルネスを通じて変えられるでしょうか？　たとえば、もし奴隷制度のある社会で支配的な階級に生まれていたとしたら、あるいは、アパルトヘイト政策（人種差別制度）下の南アフリカ共和国で白人として生まれていたとしたら、法律も、規範も、前提も、日々の行動も、不平等で不公平が正当化された社会で成長するでしょう。支配的な規範を疑問視する家族や下位文化の中で成長しないかぎり、その不公平な支配を長く続かせる考え方や信念を身につけます。社会的不公平の犠牲者でさえ、迫害者の自分たちに対する「下等」という思いこみを内在化していることもあります。

苦しみの原因となるこのような無意識で集団的な習慣に意識を向けることは、不健康な個人的習慣に意識を向けるよりも、さらに困難になりがちです。何かへの強い渇望がある場合、たとえその認識を遮断もしくは克服する手段があったとしても、たいていの場合、何か調子が悪いと身体や感情、思考が知らせてくれます。同様に、不快な感情を避けて空想に逃げたり、絶え間なく心配事や計画にとらわれる習慣があるならば、心身が——たいていは身近な人が——サインを出して、何かおかしいと教えてくれるでしょう。集団の思考や行動のパターンが「気づかれないで」影響を与えることはもっとずっと簡単です。家族や、配偶者、あるいは社会全体で共有している見解や信念はあまりにも根深く内在化しているため、何かが間違っているというはっきりとしたサインは現れません。なぜなら、そのような習慣やその習慣を根底とする行動は、「私たちが泳いでいる海」であり、周囲の人々のものの見方や行動は、有害な集団的なものの見方を強化する傾向があるからです。

奴隷制度のある社会やアパルトヘイト制度の事例を取り上げて、極端に不公平な社会でさえ、考え方や行動の規範を、いかに「自然な」あるいは宗教的に容認されたものとして描き、伝えることができるかを説明しました。これは極端な事例です。今日の世界的なコミュニケーションの気軽さと人権や社会的公平の国際的規範としての広まりで、そのような社会制度を合法的に維持したり、そのような社会で暮らす人々が危害の広まりに無関心なままでいることは難しくなりました。しかし、多くのケースで、苦しみは気づかれているかもしれませんが、それでもなお存在しています。

今日のアメリカ合衆国における人種に関する公正と平等について考えましょう。支配的な人種グループのメンバーとして多くの白人は、今日、自分たちは機会平等な「人種差別のない」社会で生活しており、「競争の場」は比較的水平で、人種的支配階級や不公正さは過去のものであると信じるよう、育てられてきました。しかし、このような見解はだんだんと、特に最近の警官による黒人男性の死の直後、疑問視されるようになりました。

支配的なグループ——人種、民族性、社会的地位、性別、性的指向、心身の能力、その他の特性など、理由は何であれ――のメンバーがゆえに特権を所持している場合、その恩恵に気づかないうえに当然だと思うことは自然な傾向です。その恩恵を普通の、当たり前のこととして成長するでしょう。法律や社会的規範は、すべての人の平等を謳っているのだから、自分と同じ恩恵や有利さを受けていない人がいるという事実に気がつかないかもしれません（しかしながら、下位グループのメンバーにとって、直面する不利益はあまりに明確です）。あるいは、自分は他の人と違ったよりより扱いを受けるに値する人物であるという信念――たとえば、自分の特権階級を説明し正当化するために見出した宗教的あるいはニセの科学的見解に基づいた――を内在化しているかもしれません。自分の成功は、見えない特権ではなく、自分の功績や努力によるものだと――「三塁に生まれて、三塁打を打ったと思っている」人みたいに――信じているかもしれません。

ウェルズリー大学女性研究センターの研究員である、ペギー・マッキントッシュは、アメリカ合衆国で生まれた白人に付随する「見えないナップザック」という特権を指摘しました。彼女は、「人種差別は単なる個々人の卑劣な行為であると教えられ、自分のグループに優位性を与えているが目に見えないシステムの中には見ないよう教えられました」（McIntosh 1988）と記しています。

マッキントッシュは、一九八八年に著したエッセイで、自分が白人であることで享受している五〇の特権を明らかにしました。「私が知るかぎり、アフリカ系アメリカ人の同僚、友人、知人は……これらの状況を期待できません」。特権（彼女の言葉による）には、

- たいていの場合、誰かにつけられたり、嫌がらせされることはないと十分確信して、一人で買い物に行ける。
- テレビをつけたり、新聞の一面を開けば、自分と同じ人種の人が大々的に取り上げられているのを見ることができる。

●自分の子どもが、同じ人種の存在を保証するカリキュラム資料をもらってくると確信できる。

●自分の人種に属するすべての人々を代弁して、と依頼されたことは一度もない。

●交通警察官に車を止めるよう指示されたり、国税庁に還付税を査察されたりしても、人種が原因で選ばれたのではないと確信できる。

●会議に遅れることはあっても、人種のせいで遅刻することはない。

●人種を理由に拒否されるという感情を決して抱くことがないため、自分の行動を自分で決められる。

見えざる特権は、人を傷つけ続けることを助長するうえに、見分けて放棄することは特に難しいかもしれません。しかし、いかなる状況であっても、不平等や不公正があれば、支配・被支配双方のグループのメンバーを傷つけます。心の平和も、より大きな世界的調和も育みたいと望むならば、これらの集団的習慣を明確に意識する必要があります。その第一歩は、謙虚さ——知らないことは知らないと認めること——です。まずは、自身が信じていることに意識と探究心を向け、次のように自問することから始めましょう。

●この信念は真実か？

●他人や自分自身を傷つけることにつながる前提に基づいた行動をとっているのではないか？

●この信念や行動は、幸福につながるか、危害につながるか？

意識の外側で起きているかもしれないことに、マインドフルでいましょう。好奇心や探求心は必須です。正反対の見解を読み、見聞きし、そして自問します。

●何に気づいていないのか？

●何を見過ごしているのか？

●どこに苦しみがあり、そして何がその原因なのか？

また、ほとんどまれにしか聞こえてこない、特に、軽んじられ除外されたグループから発せられた声や意見を探し出すことも重要です。マインドフルネスのスキルやセルフ・コンパッションと赦しの実践は、思いやりをもって、かつて見えていなかったものに心を開くときに起こるであろう、痛みを伴う反応を受け止めるために用いるとよいでしょう。同じように和解や調停を得ようと努力している人と、互いに助け合って、害をなす集団的習慣という催眠状態を目覚めさせる方法の探究を深めながら、一緒に活動することもできます。一例に、私の瞑想のグループの中で、白人であることを意識するホワイト・アウェアネス・グループを作り、特権や人種的公正さについて調査し、和解と調停のプロセスの一部を模索することに打ち込みました。

マインドフルネスは、賢明で、慈悲深い行動を導きます。古い禅話で、ある修行僧が死の床にある師匠を訪ねます。修行増が、「師匠の一生涯の教えは何ですか？」と尋ねると、師匠は、「適切に対応することである」と答えました。自分のものの見方や行動が害を及ぼすことに気づくようになれば、必ず、マインドフルネスが賢明で慈悲深い対応を決める助けとなります。たとえば、ストレスでイライラして、そのストレスを引き起こす考えを信じていることに気がついたとき、マインドフルネスをもって自分の考えに意識を向け、それを「真実」ではなく考えとみなす選択をして、やり過ごすことができるでしょう。

本書のマインドフルネスの実践で、害をなす習慣に意識を向け、今ここにある感情と（拒んだり逃げたりしないで）ともに在り、自分自身とその他の人々の幸福と調和をもたらす行動を選択するスキルを習得できます。害をなす集団的習慣では、その危害に意識を向け改善するために、より広い領域で探究することが必要です。

人間関係とそれを取りまく社会で害をなす習慣を打破する——まとめ

習慣は、思考や行動のパターンを繰り返すうちに無意識になるという点で、私たち一人一人に固有で特有なものです。これまで見てきたように、マインドフルネスは、思いやりと判断しない意識をもって体験に向き合うことで、あらゆる習慣を変える助けとなります。

追加した二つの領域は特に注意を必要とし、そしてまた、マインドフルな意識で変えることができます。つまり、人間関係において生まれる、特に対立している状況でのコミュニケーションにおける習慣、そして、気づかれないことが多い共有された思考や行動の習慣的パターンです。

対立している状況で特に役立つ可能性のあるコミュニケーションの習慣への対処法は、マーシャル・ローゼンバーグが晩年に確立した、非暴力コミュニケーションです。非暴力コミュニケーションは、賢明で思いやりのある話し方を育むために、㈠評価や判断の言葉ではなく観察の言葉を使う、㈡感じていることを正直に表現する、㈢自分の要望を理解し、自分と相手の要望を満たす方法を探る、㈣要求するのではなく頼む、という内容のフレームワークを示しています。

マインドフルで、思いやりのあるコミュニケーションのプロセスを用いると、人間関係において、下手をすると対立や誤解をさらに悪化させるような不健康なコミュニケーションの習慣を変えやすくなります。

さらにまた、自分が属しているより、広域な社会やグループで身につけた共有の習慣に対してもマインドフルネスを用いることができます。このような習慣を変えることが、特に難しい場合もあります。個人的選択のせいではなく、むしろ自分が属しているグループの規範や価値観、考え方によるものだからです。人を傷つけるような思考や行動のパターンは、たいてい、支配的なグループに所属するメンバーに付随する恩恵や特権に根ざしています。自分が気づいていないことにマインドフルネスな意識を向けるには、思いやりのある気づきや、人類愛、好奇心、探求心、そして、社会的不平等や不公平さから生じる共有の苦しみを癒やすことに尽力する他の人との緊密な協力を必要とします。

結論　マインドフルネスを当然の習慣にする

本書を通じて、不健康な習慣は変えられるということ、そして、マインドフルネスが変化——不要なストレスや苦しみのない生活をするため——のカギとなるということを強調してきました。

マインドフルネスは、行動や考え方の習慣的なパターンが自分の最善の利益にかなうか、それとも害を及ぼすかを見定めるのに役立ちます。このことは、習慣から、無意識に行動するのではなく、衝動に対する自分の反応を選ぶ可能性を広げます。

気づきがなければ、慣れ親しんだ選択や染みついた習慣にとらわれ続け、陳腐なパターンを繰り返すことになります。しかし、本書で示したスキルと実践法を使えば、精神が鍛えられ、マインドフルネスであることが、あたり前の状態になり、整えられた習慣が、この世での自分の生き方として置き換えられます。

マインドフルネスは誰でも、どこでも、いつでも利用できます。ただ、「立ち返る」——今ここで直接体験していることに——こと、そして精神を鍛えることで存在する能力を築くことができると理解するだけでよいのです。

マインドフルネスをあらゆる状況に向けるために、次の三つの質問を自らに問いましょう。

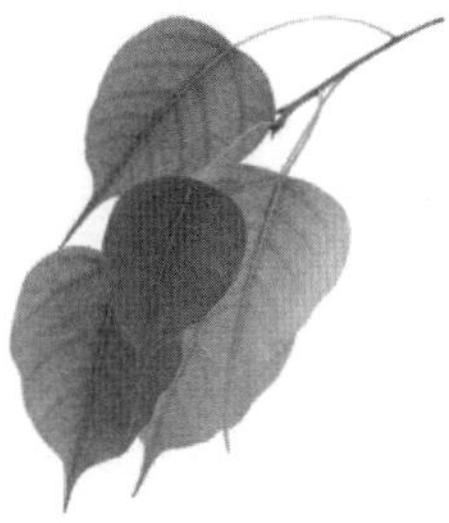

一　何に気づいているだろう――まさに今、体験していることは何か？

二　ありのままのこの瞬間を肯定できるだろうか？

三　賢明で適切な反応とは何だろう？

こうすることで、自動的に習慣で反応するのではなく、真の幸福につながるように、状況に応じた反応を――単純に何もしないという選択肢を含めて――選択することができます。害をなす習慣はすべて、思いやりと意識をもってこの方法で向き合えば、変えることができます。

それが簡単だと言っているわけではありません。訓練が必要です。かつて「一回で済む犬の散歩はない」と言った人がいます。つまり、犬の散歩というものは、一度すればそれで済むというものでも、二度と考えなくてよいというものでもありません。犬の健康を保つためには、毎日の散歩は欠かせません。脳にも、マインドフルネスの実践にも、同じことが言えるのです。

習慣は、時間をかけて繰り返すことで培われてきたものであり、脳は、神経回路を構築し、さらなる繰り返しを促します。そのため、精神を鍛え直すには、健全な繰り返しが必要です。つまり、古い経路を使わなくなるようにして、真の利益にかなう健全な選択に基づいた新しい経路を形作るのです。

マインドフルネスがもたらす成果は、本当にこう生きたいと願ったとおりに生きられるということです。欠乏感や、幸せであるために物事はこうあるべきという幻想を、乗り越えていけるようになります。困難に満ちた生活の真っ只中では不可能だと思っていたような、すばらしい安らぎを得て生きていくことができるのです。

マインドフルネスを日常生活の中で当然の習慣にするのに役立つ六つのヒントを挙げます。

一　瞑想を毎日実践しましょう。

まず、自分にとって、毎日瞑想を実践することがなぜ重要なのかをじっくりと考え、その理由を書き出すことから始めます。言ったことは守るという他人への説明責任をもつように、毎日瞑想すると誓ったことを家族や友人に話そうと考えるかもしれません。一週間、毎日瞑想すると表明し、それから、さらにもう一週間、表明します。瞑想のための一貫した時間と場所を作ります——これが実践を健全な習慣にすることを後押しします。一〇分か一五分から始め、準備が整ったと感じたら、時間を延ばしていくとよいでしょう。あと何分瞑想時間が残っているかを気にしないで済むように、タイマーやアラームをセットします。実践をサポートするために、本書（あるいは他書）にあるガイド付きの瞑想を利用しましょう。

二　瞑想の記録——どのくらいの時間座っていたか、自分の体験の中で注目すべきこと（たとえば、不安や疲れ、落ち着きや平穏さ）や瞑想中に気づいたこと——を残すためにノートを活用しましょう。

困難が生じると、もし、それがまた今後起きたら、どうやって同じような難問に対処すればいいのか、いろいろと考えてしまうかもしれません。本書の瞑想法を利用して、それぞれに見合った特定の困難に対応しましょう。

三　日中、休止する時間を設けましょう——呼吸、肉体感覚、全体的な心身の状況に意識を向けます。

三回周期で深呼吸を止めては、存在するものすべてに意識を向けて肯定します。あるいは、五分かけて自分自身に立ち返り、存在するものすべてを認識し許容するのでもよいでしょう。スマートフォンやコンピュータのタイマーをセットして（あるいは、「マインドフルネス・ベル」というアプリをダウンロードし）、定期的あるいは不規則な間隔で休止を知らせるようにするとよいでしょう。

四　日常生活で起こると分かっている瞬間を想定して、しっかりと現在に意識を向けることにその時間を使う準備しておきましょう。

たとえば、運転中に赤信号で止まるときはいつでも、「マインドフルな休止」をとります。店で列に並んで待っているときはいつでも、一瞬の休止の機会に感謝して、呼吸や身体にマインドフルな意識を向けます。バスやその他の公共交通機関を利用しているときには、第四章の「私は……に気づいている」の実践を用いて、起こっていることを――視覚、聴覚、感覚、思考で――感じたり、同乗者に慈悲を実践したりできます。

五　一週間、一つ活動を選び、マインドフルに意識的に行ないます。

職場や家まで歩く、食事を作ったり食べたりする、職場まで運転する、洗濯をする、もしくはシャワーを浴びるなどを選んでもよいのです。何を選ぼうとも、その活動にひたすら注意を向けます。全神経を集中させてその活動に取り組んだとき、どのように感じるのかを確認しましょう。

六　定期的に――できれば、少なくとも週一回――瞑想を行なっている人たちの団体を見つけましょう。

定期的な瞑想のクラスや座禅のグループに参加しましょう。気づきを重視しながら生きることに取り組んでいる、同じ考えをもつ人々と、精神的な友情を育み深めましょう。身近にこのようなグループがなければ、一人でも二人でも、一緒に定期的に瞑想してくれる人を探してみましょう。オンラインでも瞑想を行なう団体を見つけられます。

最後に、マインドフルネスの――そして、人生の――最も深遠な真実の一つは、いついかなるときも初めからやり直せるということです。初心をもてば、過去の残骸や重荷、将来への思いを捨て去り、今のこの呼吸、この感覚、この瞬間を受け容れることができます。

いつでもどこでも、この現在に——そしてこの実践に——、立ち返ることができます。何世紀にもわたって多くの人々に活用されてきたこれらのスキルや実践が、読者の皆さんの心の平穏や自由を見出す助けになりますように。

謝辞

本書の執筆にあたって多くの方にご支援いただいた。本書の執筆と体系化を進めるにあたってお力添えくださったすべての方に感謝し、謝辞を申し上げる。特に、次の方には名を記して感謝したい。ジェレミー・モーラー、ジョアン・ムーニー、スーザン・コリンズ、リマス・ブレカイティス、ブライアン・レビー、ソフィア・ガルバン、グレース・オグデン、レベッカ・ハインズ、バーバラ・グラハム。ニューハービンジャー・パブリッシング社の皆様、なかでもウエンディ・ミルスティン、ジェス・ビービ、カレン・ハサウエイ、ビクラジ・ジル、フリーランサーのウィル・デローイ。インサイト・メディテーション・コミュニティ・オブ・ワシントン（IMCW）の友人、受講者、同僚の指導者の皆さん。なかでも、創設メンバーの指導者であるタラ・ブラックは、メンターであり、親しい友であり、支援と知恵の情報源であった。

ブッダの時代かそれをさらに遡る時代からの瞑想やマインドフルネスの指導者や実践者で、悟りを得て生活することや、この世の苦しみを癒やすよう手を貸すことに全力を注いできた人たちにも感謝したい。古代の英知からの教えを西洋の受講者や実践者にアクセス可能にするために重要な役割を果たした指導者たち、特に、ジャック・コーンフィールド、シャロン・ザルツバーグ、ジョゼフ・ゴールドスタイン。その英知や明晰さで私の実践法や指導法を支えてくれた指導者たちとして、アチャン・チャー、ベン・アナラヨ、バンテ・グナラタ、鈴木老師、ペマ・チョドロン、ビックー・ボジー、ティク・ナット・ハン、トソクニ・リンポチエ、ラリー・ローゼンバーグ、クリストファー・ティットマス、ジャック・コーンフィールド、シャロン・ザルツバーグ、ジョゼフ・

ゴールドスタイン、クリスチーナ・フレッドマン、ジョン・カバットジン、タラ・ブラック、リック・ハンソン、フィリップ・モフィット、ジル・フロンスダル、エックハート・トール、そしてアダシャンティ。

　そして、次のような、愛情や友情、精神的なサポートをしてくださった人たち。娘のエマとその夫のジョン、孫のジョン、ヒュー、イブ、息子のジョゼフ、私のきょうだいとそのパートナーや家族、母、亡父ジョン・バーン、DFC。そして私の人生のパートナーであるレベッカ・ハインズ。彼女は本書の執筆という旅の間、支援と愛情を惜しみなく提供してくれる頼りになる存在だった。

監訳者あとがき

本書は、「マインドフルネス」について書かれていますが、ここ最近刊行されている所謂マインドフルネスの実践本ではありません。マインドフルネスの本の多くは、簡単な解説のもとに、呼吸法などの実践方法を紹介しています。この本も一四の実践を紹介していますが、呼吸法というよりは、むしろ「習慣を変えてみる」というところに焦点が当てられています。

良いと思っていた、自然に親しみ慣れていた習慣を、一度手放してみるといった大胆な教えが書かれていて、興味深いのです。

さらに、他書と比較すると、マインドフルネスの歴史、考え方、マインドフルネスを流布してきた人々の話だけでなく、心理学のエビデンスが分かりやすく紹介されており、心理学に関心のある方は、満足度が高いと想像がつきます。

私たちが一般的に陥りやすい習慣的な行動、自動的に行なってしまう癖のような行動、素朴理論のように何の根拠もないのに、良いと信じてやっている行動について、改めて俯瞰する大切さについて伝えてくれます。

考えてみると、一日二四時間の中で、意識して何かをしている時間はほんのわずかです。朝起きてみれば、気がついたら、ボヤッと歯を磨いていたりします。意味もなくリビングをうろうろしたり、ボヤッと椅子に座ったり、観葉植物に水をやってみたり。ほぼ深く考えずに習慣化している行動がたくさんあります。どれも、適当に健康に良いとか、何となく必要だと思っている行動をとっている時間です。

自分にとってはベストを尽くしている行動スケジュールも、よく考えると、無造作な行動の繰り返しだったりします。パソコンの画面を見ていても、頭の中は違うことを考えていたりすることも少なくありません。もっと生活を生き生きと、わくわくと楽しく、ときには、まったりとリラックスした満足感を与えてくれている生活をしたくありませんか。これに同意する方は、ぜひこの本を読んでください。なぜか一生懸命生活している割には、空回り、悪循環、どうしていいものか、と思う葛藤が多い人も、ぜひこの本を手に取ってください。

自分では良い習慣だと思っていることを思い切って、立ち止まって変えてみなさい！　というシンプルな主張に出会うことになります。夜中の二時に一番頭が冴えているという思いこみ。炭水化物は絶対取らないと我慢し続けたうえでの大きなリバウンド。良かれと思ってやり始めて続いていることからくるイライラ。なんかこれでいいの、と思いつつ、いったん生活習慣になると、その習慣をやめたり変えることこそが大きなストレスになります。見直さず、間違った習慣にずるずると絡めとられると、取り返しのつかないことになるリスクも孕んでいます。

「今、ここで」立ち止まって、良いと思っている習慣も、一度「本当に良いのだろうか?!」と自問し、本当に大事なことを精選して、新しくやり始める勇気も必要なのです。

かくいう私もこの本のおかげで、自律神経の乱れがどこから来るのかを見直し、朝の光と、朝露に濡れた木々の中を歩き、自然の奏でる音を生活のスタートに入れたおかげで、ようやく不眠気味から解放されつつあります。朝はいつまでも寝られるようにと選んで買った遮光カーテンとは、先日おさらばしました。

最後に、この本が刊行されるまで、少しユニークな経緯があるので紹介したいと思います。この本を訳そうと思われたのは、もともと近畿大学名誉教授の大森弘先生でした。大森先生率いる自主研究グループに入られていた渡邊朋子氏、石黒順子氏、柏原美枝氏らは、マインドフルネスの有効な実践に興味をもち、多くのマインドフルネスの書からこの書を精選し、自主翻訳を始めました。粗原稿が成立し、いよいよ出版の目処を立てようというときに、柏原氏が難病に倒れ、早逝されてしまいました。本当に残念なことでした。

タイミングを失いかけたプロジェクトでしたが、ご縁というものでしょうか、当初からグループを支援していた渡邊祐介氏の仲介もあり大森先生より私がバトンを引き継ぐ格好になりました。魅力的なこの本の趣旨と内容に感銘を受けるとともに、病床からいただいた柏原氏のこの本に尽力したいという気持ちが強く私に響き、プロジェクトを引き継ぐ形になりました。そして、福村出版の平井史乃氏が、関心をもってくださり、素晴らしいアドバイスをいただきながら、より中身の濃い念願の出版に結びついたというわけです。

二〇一一年にアメリカのカリフォルニア大学サンタバーバラで在外研究をしたときに、マインドフルネスだけではなく、チベット仏教などを研究している研究者との交流がありました。今でも親友です。当時は、親友の語りが日本の仏教の逆輸入のような内容だったので以前は戸惑いもしました。しかし、人が主観的にもつ「心」「マインド」に改めて不思議さを感じています。仏教の教えでもある「ご縁」がこうした年来の労作の数奇な結びつきとなり形となったことは極めて喜ばしいことだと受け止めているところです。多くの人たちが心豊かな暮らしをしていただくうえで役立つ本になりますよう、ここに強く祈念いたします。

二〇二一年一一月

渡辺弥生

theweek.com/articles/457554/texting-driving-deadly-habit.
Nhat Hanh, Thich. 1975. *The Miracle of Mindfulness: An Introduction to the Practice of Meditation.* Boston: Beacon Press. 『マインドフルの奇跡 ── 今ここにほほえむ』ティック・ナット・ハン著, ウエッブ・オブ・ライフ訳, 1995 年, 壮神社.
Nilsen, P., K. Roback, A. Broström, and P. Ellström. 2012. "Creatures of Habit: According for the Role of Habit in Implementation Research on Clinical Behavior Change." *Implementation Science* 7 (53): 1-6.
Ouellette, J., and W. Wood. 1998. "Habit and Intention in Everyday Life: The Multiple Processes by Which Past Behavior Predicts Future Behavior." *Psychological Bulletin* 124 (1): 54-74.
Postlethwaite, M. "Clearing." Unpublished poem.
Prochaska, J., C. DiClemente, and J. Norcross. 1992. "In Search of How People Change: Applications to Addictive Behaviors." *American Psychologist* 47 (9): 1102-14.
Quinn, J., A. Pascoe, W. Wood, and D. Neal. 2010. "Can't Control Yourself? Monitor Those Bad Habits." *Personality and Social Psychology Bulletin* 36 (4): 499-511.
Rosenberg, M. 2003. *Nonviolent Communication: A Language of Life.* 2nd ed. Encinitas, CA: PuddleDance Press.
Salzberdg, S. 1995. *Lovingkindness: The Revolutionary Art of Happiness.* Boston: Shambhala Publications.
Seppälä, E. 2014, September 17. "18 Science-Based Reasons to Try Loving-Kindness Meditation." *Huffington Post.* https://www.huffpost.com/entry/18-sciencebased-reasons-t_b_5823952.html.
Shapiro, S., L. Carlson, J. Astin, and B. Freedman. 2006. "Mechanisms of Mindfulness." *Journal of Clinical Psychology* 62 (3): 373-86.
Shihab Nye, N. 1995. "Kindness." *World Under the Words: Selected Poems.* Portland, OR: Far Corner Books.
Suzuki. S. 1998. *Zen Mind, Beginner's Mind.* New York: Weatherhill. 『禅マインド ビギナーズ・マインド』鈴木俊隆著, 松永太郎訳, 2012 年, サンガ.
Tolle, E. 2003. *Realizing the Power of Now: An In-Depth Retreat with Eckhart Tolle.* Audio CD. Boulder, CO: Sound True.
Tonelli, M., and A. Wachholtz. 2014. "Meditation-Based Treatment Yielding Immediate Relief for Meditation-Naïve Migraineurs." *Pain Management Nursing* 15 (1): 36-40.
Trungpa, C. 1999. *The Essential Chögyam Trungpa.* Boston: Shambhala Publications.
Wood, W., J. Quinn, and D. Kashy. 2002. "Habits in Everyday Life: Thought, Emotion, and Action." *Journal of Personality and Social Psychology* 83: 1281-97.
Yongey Mingyur. 2007. *The Joy of Living: Unlocking the Secret and Science of Happiness.* With E. Swanson. New York: Harmony Books. 『「今、ここ」を生きる ── 新世代のチベット僧が説くマインドフルネスへの道』ヨンゲイ・ミンゲール・リンポチェ著, 今本渉・松永太郎訳, 2011 年, PHP 研究所.

(7): 1552-61.
Kornfield, J. 1996. "Bahiya." Adapted from the Udana, translated by F. L. Woodward. In *Teaching of the Buddha*, edited by J. Kornfield, with G. Fronsdal. Rev. and expanded ed. Boston and London: Shambhala.
______. 2008. *The Wise Heart: A Guide to the Universal Teachings of Buddhist Psychology.* New York: Bantam Books.
Krishnamurti, J. N.d. *The Book of Life.* http://www.dasglueck.de/download/krishnamurti/The _Book_of _Life.pdf (Meditation for November 8).
Law, W. 2011. "An Analogue Study of Loving-Kindness Meditation as a Buffer Against Social Stress." Dissertation, University of Arizona.
Levine, P. 1997. *Waking the Tiger: Healing Trauma.* Berkeley, CA: North Atlantic Books.
MacBeth, A., and A. Gumley. 2012. "Exploring Compassion: A Meta-analysis of the Association Between Self-Compassion and Psycholopathology." *Clinical Psychology Review* 32 (6):545-52.
Mandela, N. 2013. *Long Walk to Freedom: The Autobiography of Nelson Mandela.* New York: Little, Brown and Company.
Marcus Aurelius. 2006. *Meditations.* Translated by M. Hammond. London: Penguin Classics.『自省録』神谷美恵子訳，2007 年，岩波書店．
Mason, M., M. Norton, J. Van Horn, D. Wegner, S. Grafton, and C. Macrae. 2007. "Wandering Minds: The Default Network and Stimulus-Independent Thought." *Science* 315 (5810): 393-95.
McGonigal, K. 2012. *The Neuroscience of Change.* Audio CD. Boulder, CO: Sounds True.
McIntosh, P. 1988. "White Privilege: Unpacking the Invisible Knapsack," excerpted from *White Privilege and Male Privilege: A Personal Account of Coming to See Correspondences through Work in Women's Studies.* Wellesley College Center for Research on Women. *Working Paper* 189.
Mischel, W. 2014. *The Marshmallow Test: Mastering Self-Control.* New York: Little, Brown and Company.
Moffitt, P. 2008. *Dancing with Life: Buddhist Insight for Finding Meaning and Joy in the Face of Suffering.* New York: Rodale.
Moore, A., and P. Malinowski. 2009. "Meditation, Mindfulness and Cognitive Flexibility." *Consciousness and Cognition* 18 (1): 176-86.
Morris, T., M. Spittle, and A. Watt. 2005. *Imagery in Sport.* Champaign, IL: Human Kinetics.
Moss, M. 2014. *Salt, Sugar, Fat: How the Food Giants Hooked Us.* New York: Random House.『フードトラップ――食品に仕掛けられた至福の罠』マイケル・モス著，本間徳子訳，2014 年，日経 BP.
National Institute of Health (NIH), National Institute on Drug Abuse. 2012, November. *DrugFacts: Understanding Drug Abuse and Addiction.* https://www.drugabuse.gov/sites/default/files/drugfacts_understanding_addiction_final_0.pdf
Neff, K. and C. Germer. 2013. "A Pilot Study and Randomized Controlled Trial of the Mindful Self-Compassion Program." *Journal of Clinical Psychology* 69 (1): 28-44.
Neyfakh, L. 2013, November 3. "Texting and Driving: A Deadly Habit." *The Week.* https://

Hoge, E. M. Chen, E. Orr, C. Metcalf, L. Fischer, M. Pollack, I. De Vivo, and N. Simon. 2013. "Loving-Kindness Meditation Practice Associated with Longer Telomeres in Women." *Brain, Behavior, and Immunity* 32: 159-63.

Hölzel, B., J. Carmody, M. Vangel, C. Congleton, S. Yerramsetti, T. Gard, and S. Lazar. 2011. "Mindfulness Practice Leads to Increases in Regional Brain Gray Matter Density." *Psychiatry Research: Neuroimaging* 191 (1): 36-43.

Hunt, D. n.d. "Peace Is This Moment Without Judgement." https://www.dorothyhunt.org/peace-is-this-moment

Hutcherson, C., E. Seppälä, and J. Gross. 2008. "Loving-Kindness Meditation Increases Social Connectedness." *Emotion* 8 (5): 720-24.

Hutson, M. 2015, January 6. "Beyond Happiness: The Upside of Feeling Down." *Psychology Today.* https://www.psychologytoday.com/intl/articles/201501/beyond-happiness-the-upside-feeling-down

Jalãl al-Din Rumi, M. 2004. "The Guest House." *The Essential Rumi.* New expanded ed. Translations by C. Barks, with J. Moyne, A. J. Arberry, and R. Nicholson. New York: HarperCollins.

James, W. 1890. *The Principles of Psychology* (2 vols.). New York: Henry Holt (Reprinted Bristol: Thoemmes Press, 1999).

______. 1892. Psychology. New York: Henry Holt and Company.

Jazaieri, H., K. McGonigal, T. Jinpa, J. Doty, J. Gross, and P. Goldin. 2014. "A Randomized Controlled Trial of Compassion Cultivation Training: Effects on Mindfulness, Affect, and Emotion Regulation." *Motivation and Emotion* 38: 23-35.

Johnson, D., D. Penn, B. Fredrickson, A. Kring, P. Meyer, L. Catalino, and M. Brantley. 2011. "A Pilot Study of Loving-Kindness Meditation for the Negative Symptoms of Schizophrenia." *Schizophrenia Research* 129 (2): 137-40.

Kabat-Zinn, J. 1990. *Full Catastrophe Living: Using the Wisdom of Your Body and Mind to Face Stress, Pain, and Illness.* New York: Delta.『マインドフルネスストレス低減法』ジョン・カバットジン著，春木豊訳，2007 年，北大路書房.

______. 2003. "Mindfulness-Based Interventions in Context: Past Present and Future." *Clinical Psychology: Science and Practice* 10 (2): 144-56.

Kahneman, D. 2003. "A Perspective on Judgement and Choice: Mapping Bounded Rationality." *American Psychologist* 58 (9): 697-720.

______. 2011. *Thinking, Fast and Slow.* New York: Farrar, Straus and Giroux.

Kang, Y., J. Gray, and J. Dovido. 2014. "The Nondiscriminating Heart: Lovingkindness Meditation Training Decreases Implicit Intergroup Bias." *Journal of Experimental Psychology: General* 143 (3): 1306-13.

Katie, B. 2002. *Loving What Is: Four Questions That Can Change Your Life.* New York: Random House.

Kearney, D., C. Malte, C. McManus, M. Martinez, B. Felleman, and T. Simpson. 2013. "Loving-Kindness Meditation for Posttraumatic Stress Disorder: A Pilot Study." *Journal of Traumatic Stress* 26 (2): 426-34.

Klimecki, O., S. Leiberg, C. Lamm, and T. Singer. 2013. "Functional Neural Plasticity and Associated Change in Positive Affect After Compassion Training." *Cerebral Cortex* 23

Ekman, P. 1994. "Moods, Emotions, and Traits." In *The Nature of Emotion: Fundamental Questions*, edited by P. Ekman and R. Davidson. New York: Oxford University Press.

Farb, N., Z. Segal, H. Mayberg, J. Bean, D. McKeon, Z. Fatima, and A. Anderson. 2007. "Attending to the Present: Mindfulness Meditation Reveals Distinct Neural Modes of Self-Reference." *Social Cognitive and Affective Neuroscience* 2 (4): 313-22.

Feldman, C. 2005. *Compassion: Listening to the Cries of the World*. Berkeley, CA: Rodmell Press.

Frankl, V. E. 2006. *Man's Search for Meaning*. Part One translated by Lasch. Boston: Beacon Press. 『夜と霧』ヴィクトール・E・フランクル著，池田香代子訳，2002 年，みすず書房.

Fredrickson, B. 2000. "Cultivating Positive Emotions to Optimize Health and Well-Being." *Prevention and Treatment* 3 (1): n.p.

Fredrickson, B., M. Cohn, K. Coffey, J. Pek, and S. Finkel. 2008. "Open Hearts Build Lives: Positive Emotions, Induced Through Loving-Kindness Meditation, Build Consequential Personal Resources." *Journal of Personality and Social Psychology* 95 (5): 1045-62.

Fredrickson, B., and R. Levenson. 1998. "Positive Emotions Speed Recovery from the Cardiovascular Sequelae of Negative Emotions." *Cognition and Emotion* 12 (2): 191-220.

Gardner, B. 2012. "Habit as Automaticity, Not Frequency." *European Health Psychologist* 14 (2): 32-36.

Gardner, B., P. Lally, and J. Wardle. 2012. "Making Health Habitual: The Psychology of 'Habit-Formation' and General Practice." *British Journal of General Practice* 62 (605):664-66.

Germer, C., and K. Neff. 2013. "Self-Compassion in Clinical Practice." *Journal of Clinical Psychology* 69 (8): 856-67.

Gilbert, P., and S. Procter. 2006. "Compassionate Mind Training for People with High Shame and Self-Criticism: Overview and Pilot Study of a Group Therapy Approach." *Clinical Psychology and Psychotherapy* 13 (6): 353-79.

Goldstein, J. 1993. *Insight Meditation: The Practice of Freedom*. Boston: Shambhala Publications.

Gollwitzer, P., and B. Schaal. 1998. "Metacognition in Action: The Importance of Implementation Intentions." *Personality and Social Psychology Review* 2 (2): 124-36.

Halsey, A., Ⅲ . 2013. December 16. "Survey: Divers Ignore Warnings About Risk of Texting and Cellphone Use While on the Road." *Washington Post*. https://www.washingtonpost.com/local/trafficandcommuting/survey-drivers-ignore-warnings-about-risk-of-texting-and-cellphone-use-while-on-the-road/2013/12/16/0978f75a-6677-11e3-8b5b-a77187b716a3_story.html.

Hanson, R. 2009. *Buddha's Brain: The Practical Neuroscience of Happiness, Love, and Wisdom*. With R. Mendius. Oakland, CA: New Harbinger Publications.

Hebb, D. O. 1949. *The Organization of Behavior: A Neuropsychological Theory*. New York: Wiley and Sons. Hebb's full statement, known as Hebb's Low, is: "When an axon of cell A is near enough to excite cell B and repeatedly or persistently takes part in firing it, some growth process or metabolic change takes place in one or both cells such that A's efficiency as one of the cells firing B, is increased."

文　献

Adams, C., W.Heppner, S. Houchins, D. Stewart, J. Vidrine, and D. Wetter. 2014 "Mindfulness Meditation and Addictive Behaviors." In *Psychology of Meditation*, edited by N. Singh. Houppauge, NY: Nova Science Publishers.

Adyashanti. 2008. *The End of Your World: Uncensored Straight Talk on the Nature of Enlightenment.* Boulder, CO: Sounds True.

Anãlayo (Ven.) 2003. *Satipatthãna: The Direct Path to Realization.* Birmingham, England: Windhorse Publications.

Avena, N., P. Rada, and B. Hoebel. 2008. "Evidence for Suger Addiction: Behavioral and Neuroscience Effects of Intermittent, Excessive Sugar Intake." *Neuroscience and Biobehavioral Reviews* 32 (1): 20-39.

Batcholer, M. 2007. *Let Go: A Buddhist Guide to Breaking Free of Habits.* Boston: Wisdom Publications.

Begley, S. 2012. April 30. "As America's Waistline Expands, Costs Soar" Reuters.

Bodhi, B., trans. 1995. *The Middle Length Discourses of the Buddha: A New Translation of the Majjhima Nikãya.* Original translation by Bhikknu Ñãnamoli. Boston: Wisdom Publications.

Bowen, S., N. Chawla, and G. A. Marlatt. 2011. *Mindfulness-Based Relapse Prevention for Addictive Behaviors.* New York: Guliford Press.

______. 2009. "Surfing the Urge: Brief Mindfulness-Based Intervention for College Student Smokers." *Psychology of Addictive Behaviors* 23 (4): 666-71.

Brach, T. 2003. *Radical Acceptance: Embracing Your Life with the Heart of a Buddha.* New York: Bantam Books.

______. 2013. *True Refuse: Finding Peace and Freedom in Your Own Awakened Heart.* New York: Bantam Books.

Brewer, J., S. Mallik, T. Babuscio, C. Nich, H. Johnson, C. Delone, et al. 2001. "Mindfullness Training for Smoking Cessation: Results from a Randomized Controlled Trial." *Drug and Alcohol Dependence* 119 (1): 72-80.

Carson, J., F. Keefe, T. Lynch, K. Carson, V. Goli, A. Fras, and S. Thorp. 2005. "Loving-Kindness Meditation for Chronic Low Back Pain: Result form a Pilot Trial." *Journal of Holistic Nursing* 23 (3): 287-304.

Chang, L. 2006. *Wisdom for the Soul: Five Millennia of Prescriptions for Spiritual Healing.* Washington, DC: Gnosophia Publishers.

Covey, S. 1998. *The 7 Habits of Highly Effective Teens: The Ultimate Teenage Success Guide.* New York: Simon & Schuster. 『7つの習慣 ティーンズ』ショーン・コヴィー著，フランクリン・コヴィー・ジャパン編，2002年，キングベアー出版.

Duhigg, C. 2012. *The Power of Habit: Why We Do What We Do in Life and Business.* New York: Random House.『習慣の力　The Power of Habit』（講談社＋α文庫）チャールズ・デュヒッグ著，渡辺圭子訳，2016年，講談社.

監訳者・訳者紹介

[監訳者]

渡辺弥生

法政大学文学部教授（教育学博士）。専門は、発達心理学、発達臨床心理学。筑波大学、静岡大学で教鞭をとり途中、ハーバード大学、カリフォルニア大学サンタバーバラ校で客員研究員。著書に『子どもの「10歳の壁」とは何か？——乗りこえるための発達心理学』（光文社）、『感情の正体——発達心理学で気持ちをマネジメントする』（筑摩書房）、『ひと目でわかる発達——誕生から高齢期までの生涯発達心理学』（福村出版）など多数。

[訳者]

渡邊朋子

大阪外国語大学（現 大阪大学外国語学部）英語学科卒業。阪急電鉄株式会社入社。秘書、研究員を経て役員の海外出張随行、海外投資家向け資料翻訳、在日外国人向けの生活サポート、国内外の起業家の支援等に携わり、2019年退職。現在は趣味のヨガでマインドフルネスの実践を目指す。実用英語技能検定1級。

石黒順子

東洋学園大学現代経営学部准教授（知識科学博士）。中小企業診断士。北陸先端科学技術大学院大学知識科学研究科博士後期課程単位取得満期退学。銀行系シンクタンク勤務、ベンチャー企業経営、経営コンサルタントなどを経て現職。共著書に『グラフィック経済学［第2版］』（新世社）。

柏原美枝

大阪大学人間科学部人間科学科卒業。阪神電気鉄道株式会社入社。西梅田一帯の開発プロジェクトに携わる。1998年～2001年、早稲田大学アントレプレヌール研究会事務局勤務。国内外の起業家教育に関する国際会議運営を担当。2001年、柏原美枝事務所代表として、起業家イベントの企画運営などを推進。2018年12月没。

著　者　紹　介

ヒュー・G・バーン（博士）／ Hugh G. Byrne, Ph.D.

インサイト・メディテーション・コミュニティ・オブ・ワシントン（IMCW）の主任指導者。マインドフルネス・トレーニング・インスティテュート・オブ・ワシントンの創立者のひとり。人権問題をはじめとする社会的正義の分野で幅広く活躍した経験をもつ。現在は、この世の苦しみを軽減するのにマインドフルネスやその他の瞑想法の効果を訴求する活動に専念している。米国内外のクラスやリトリート、ワークショップで教えている。メリーランド州シルバー・スプリング在住。

「刊行によせて」

タラ・ブラック（博士）／ Tara Brach, Ph.D.

1975年から瞑想を実践。北米および欧州の数々のセンターで座禅リトリートの活動を推進している。臨床心理学者。著書に“Radical Acceptance: Embracing Your Life with the Heart of a Buddha”, Bantam（『ラディカル・アクセプタンス――ネガティブな感情から抜け出す「受け入れる技術」で人生が変わる』サンガ）、“True Refuge: Finding Peace and Freedom in Your Own Awakened Heart ”, Bantam。

「いま・ここ」習慣　この瞬間をいかに生きるか

やめたくてもやめられない習慣を手放すマインドフルネス

2021年 11月 1日　　初版第 1 刷発行

著　者　ヒュー・G・バーン

監訳者　渡辺弥生

訳　者　渡邊朋子　石黒順子　柏原美枝

発行者　宮下基幸

発行所　福村出版株式会社

〒113-0034　東京都文京区湯島 2-14-11

電話　03-5812-9702　FAX　03-5812-9705

https://www.fukumura.co.jp

印　刷　株式会社スキルプリネット

製　本　協栄製本株式会社

ISBN978-4-571-24098-0　C0011　Printed in Japan